ねころんで　読める

心不全

症例を通して病態を理解できる

最前線の実践知を知る

松川龍一

著

福岡赤十字病院循環器内科副部長

Nekoronde Yomeru Series

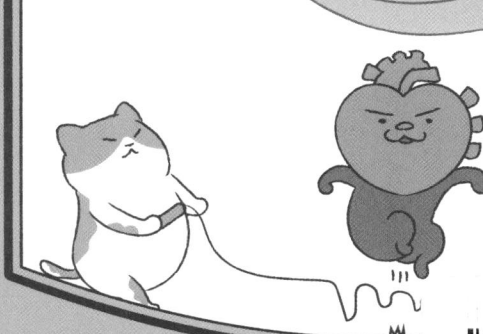

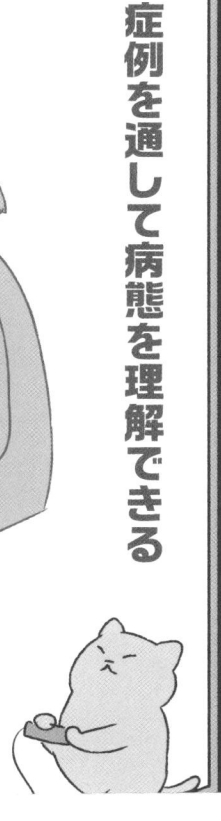

JN218515

MC メディカ出版

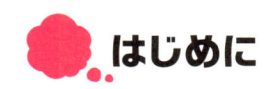 # はじめに

　心不全って、みなさん、どんなイメージをもっていますか？　まず、一般の人に「心不全って知っていますか？」とインタビューをすると、「心臓が止まること？」「亡くなる前の状態？」「死亡診断書に書かれている病名？」なんて答えが返ってくるそうです。心不全って言葉が世間にちゃんと認識されていないことがわかります。では、医療者に聞いてみるとどうでしょうか。循環器内科の先生以外からの答えとしては「何かムズカシソウ……」「どう治療したらいいのかよくわからない……」「循環器の薬なんて怖くて使えない……」なんて言葉をよく耳にします。心不全ってなんか敬遠されているように感じます。

　でも、本当に心不全ってムズカシくて、コワいものなのでしょうか？ちゃんと病態が理解できれば決してそんなことはありません。心不全はいまや国民病と言っても過言ではないほどその患者数は増えており、2030年には130万人になるといわれています。心不全パンデミックはすでに到来しています。もはや心不全は common disease の１つであり、循環器内科専門医でなくとも日常でしばしば遭遇する病気になっています。心不全がムズカシイ、コワイと思っているみなさんはぜひ本書をねころんでリラックスして読んでみてください。最後まで読み終わったときには、きっと「心不全ってそんなにムズカシくない！」「心不全って面白い！」ってなっているはずです！

　2024 年 8 月

福岡赤十字病院循環器内科副部長

松川龍一

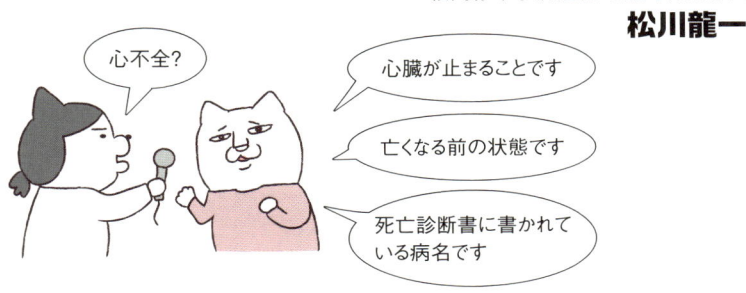

ねころんで読める

心不全

Contents

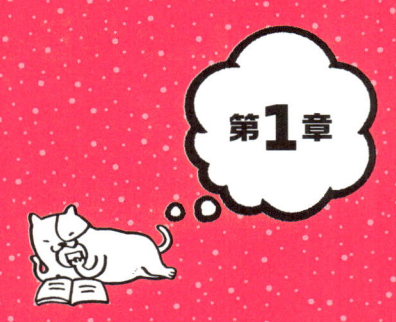

第1章

そもそも心不全って
ナニ？

まずは心不全の定義を
しっかりと押さえよう！

　心不全とは、簡単に言うと、心臓が不完全な状態のことです。なので、"不完全"には0〜99%までさまざまなレベルがあります。心臓が不完全になる原因はいろいろで、厳密に言うと、心不全は「状態（＝症候群）」であって、病名ではないということは押さえておきましょう。

 ## 心不全の定義

　心不全（heart failure）は、『急性・慢性心不全診療ガイドライン』[1]では「なんらかの心臓機能障害、すなわち、心臓に器質的および／あるいは機能的異常が生じて心ポンプ機能の代償機構が破綻した結果、呼吸困難・倦怠感や浮腫が出現し、それに伴って運動耐容能が低下する臨床症候群」と定義されています[2]。

　一般の人にも心不全というものをより知ってもらうために、一般の人向けの心不全の定義も同時に発表されています。一般向けの定義としては「心不全とは、心臓が悪いために、息切れやむくみが起こり、だんだん悪くなり、生命を縮める病気です」[2]とされており、より心不全をイメージしやすくなっているのではないでしょうか？

　心不全とは、①心臓の機能が落ちている（原因はいろいろ）、②その結果、体のどこかで血液が足りない（低心拍出：low output）か、余っている（うっ血：congestion）状態と言えます。このように考えると、簡単でしょう？

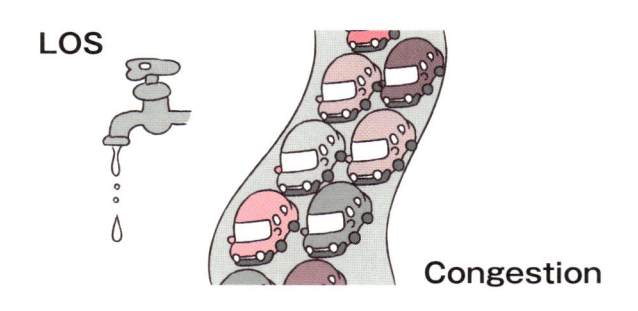

LOS

Congestion

 ## 急性心不全と慢性心不全

　心不全で使われる用語をいくつか見ていきたいと思います。まず、心不全の時間経過で分けてみます。心不全の症状が強く出ている状態を急性心不全、症状が出ていなくて落ち着いている状態を慢性心不全と分けます。急性心不全には新しく発症した心不全だけではなく、慢性心不全の再増悪したものも含まれます。急性心不全と慢性心不全の境界線を引くことは非常に難しく、急性期から慢性期までシームレスに管理することがとても重要です。

　また、急性心不全になっている状態のことをうっ血性心不全、慢性心不全急性増悪、非代償性心不全（decompensated heart failure）などと呼ぶこともあります。この状態のことを、現場では「デコる」って言ったりもします。

　ここまで読んだだけでも、心不全ってムズカシイものではないんじゃないかと思ってもらえたのではないでしょうか？　さらにその病態や管理に関して理由がひとつひとつわかっていくと、心不全は非常にシンプルなものになっていきます。

💡 Point

● 心不全は、①何らかの原因で心臓の機能が落ちている、②その結果、体のどこかで血液が足りない状態

2 心不全の病態生理って ムズカシイ！？

心不全を診ていくうえで、心不全の病態生理を知っておくことはとても大事です。病態生理って聞くとムズカシそうですが、ひとつずつイメージができていくとスイスイ理解が進むと思います。では、心不全の病態生理について考えていきましょう。

心臓は、全身や肺から戻ってきた血液をまた、全身や肺に送るポンプです。その心臓のポンプ機能の指標、つまりポンプがどれくらい血液を全身や肺に送り出せるかの指標が心拍出量です。心拍出量は前負荷・後負荷・心収縮力の3つによって決まってきます。それぞれについて、もう少し詳しく見ていきたいと思います。

 前負荷って何？

前負荷は、心臓が収縮する直前に心室にかかる負荷になります。具体的には、全身から心臓に戻ってくる血液量（＝循環血液量）が前負荷であり、「容量負荷」と言い換えることができます。心臓からの拍出量は、心室の収縮が始まる直前にどれだけ心筋が伸ばされているかということで決まってきます。風船もしくはバネをイメージしてみてください。正常な風船はたくさん水が入れば、それだけ多くの水を絞り出すことができます。バネもいっぱい引っ張れば、それだけ縮みます。つまり心拍出量は、前負荷が増えるほど増加します。

出血性ショックのときは、まさに前負荷が大量に失われてしまうことで心拍出量が減り、血圧が下がります。なので、大量輸液や輸血により前負

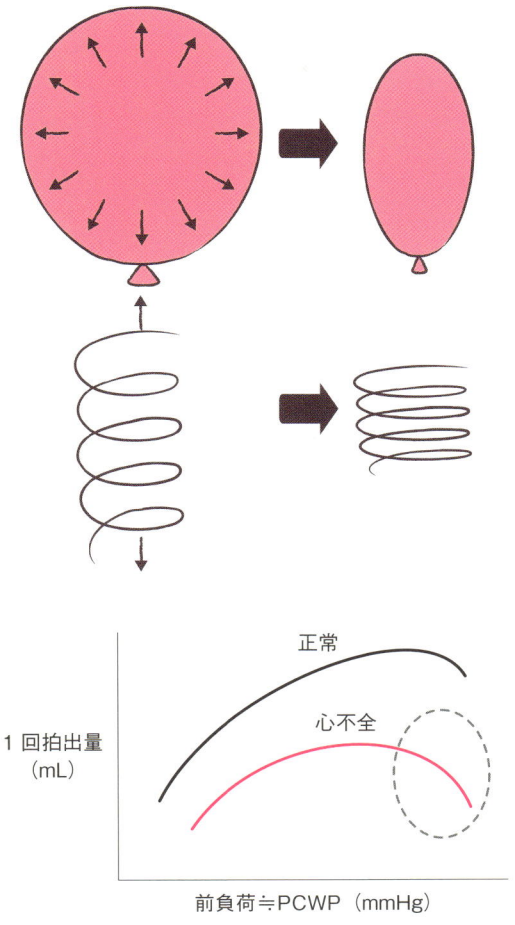

1 回拍出量
（mL）

正常

心不全

前負荷≒PCWP（mmHg）

図1 Frank-Starling 曲線

荷を補うことで血圧が保たれるわけです。

　しかし、心機能が低下した心臓では、風船もしくはバネが伸びきってし
まっており、風船から水を出したり、バネとして縮む力が弱くなっていま
す。つまり、前負荷が過剰になってしまうと、逆に心拍出量が低下してし
まいます。これは Frank-Starling 曲線で説明されます **図1**。この曲線で
は、横軸が前負荷、縦軸が 1 回拍出量を表しています。横軸で見ると、右

に行くほど1回拍出量が増えています。しかし、心不全においては、この曲線が下方にシフトしてしまっています（伸びきったバネのイメージ）。これを見ると、前負荷が増えすぎると逆に心拍出量が減ってしまうということがイメージできるのではないかと思います。

後負荷って何？

　後負荷は、心臓が収縮した直後に心臓にかかる負荷になります。心臓はポンプとして動脈圧に逆らって血液を動脈に送り出しています。この動脈圧もしくは末梢血管抵抗が後負荷を決めており、「圧負荷」とも言い換えることができます。後負荷が高くなると、圧の非常に高い出口に向かって心臓は血液を送り出さなければならず、心臓にはものすごい負担がかかります。高血圧により血管の抵抗が上がっていたり、大動脈弁狭窄症のように心臓の出口が狭くなっていたりすると、後負荷が高い状態になります。後負荷が上がると、心拍出量は下がる方向に動きます。

　高血圧の患者さんにおいて、長年高血圧を放置してしまうと、左室肥大といって心臓の筋肉が分厚くなり、分厚い筋肉は動きが鈍り、心不全の原因となってしまいます。なぜ、心臓の筋肉が肥大してしまうのでしょうか？　心臓の筋肉が長い期間、高負荷の筋トレをさせられているような状

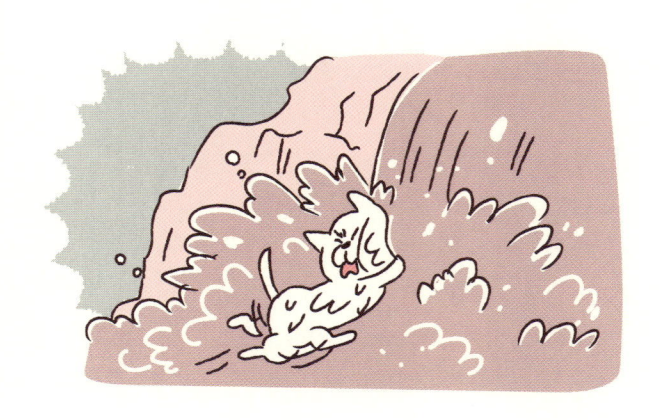

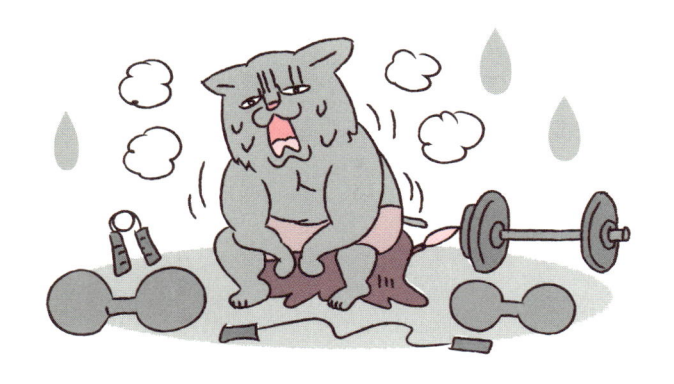

態になるからです。だからこそ高血圧に対する治療は、心臓に対する後負荷をとりのぞき、心臓を守るという意味でとても重要になります。

 ## 心収縮力って何？

　心拍出量を決める最後の因子は、心臓自体のポンプの能力の問題です。心臓の収縮力が落ちていれば当然、心臓から全身に血液を送り出せる量（心拍出量）は低下してしまいます。心拍出量は 1 回拍出量（stroke volume）と心拍数の掛け算で決まります。この stroke volume がとっても重要で、心臓のポンプ機能そのものを表します。stroke volume は左室が一番広がった状態の volume（左室拡張末期容量）から左室が一番縮んだ状態の volume（左室収縮末期容量）を引き算すると求められます。

　このように前負荷・後負荷・心収縮力の 3 つの要素により、最終的に心

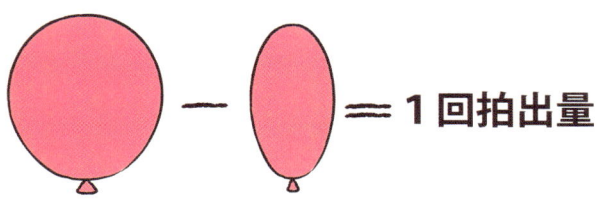

左室拡張末期容量　　左室収縮末期容量

臓から血液をどれくらい送り出せるかどうかが決まります。そして、心不全の治療は、この前負荷・後負荷・心収縮力のどの部分が悪くなっているのかを考え、進めていくことになります。また、これらの要素は、心不全の状態や治療介入により刻一刻と変化していくものであり、治療過程において、これらの要素がどういった状態にあるのかを常に観察することが、心不全の管理を極める第一歩ということになります。

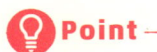 **Point** ────────────────────

● 心拍出量を決めるのは、前負荷・後負荷・心収縮力の3つ

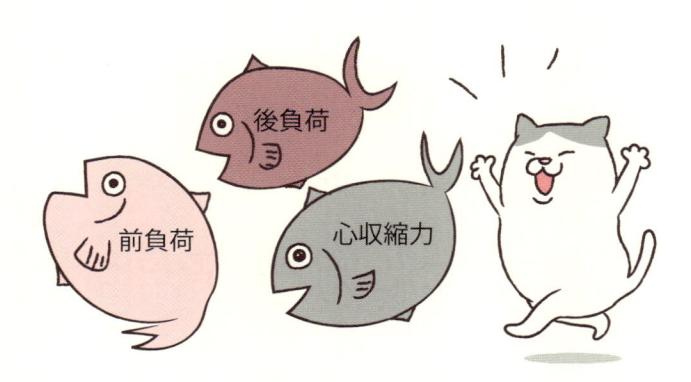

3 知っておくべき心不全の症状

 血行動態の不均衡が生じたら？

ここまでお話ししてきたように前負荷・後負荷・心収縮力のバランスが崩れると、心拍出量の低下が起こり、血行動態の不均衡が生じます。通常はそれを何とか代償しようとヒトのカラダは頑張っています。なので、慢性心不全で安定している状況、もしくは心不全発症の前段階では、カラダの中で血行動態の不均衡は生じているものの、ある閾値を超えるまでは心不全の症状は表に出てきません。

血行動態の不均衡が生じると、左室拡張末期圧が上がってきます。左室拡張末期圧は、うっ血の指標となります。左室拡張末期圧は左室が縮む直前、つまり広がり切った状態の左心室の内側にかかる圧のことを言います。今回は圧で表現していますが、実は、これは先ほど出てきた心臓が広がり切った状態の容量で表した前負荷と、ほぼ同じ意味と思ってください。この左室拡張末期圧が上がり、ある閾値を超えると、うっ血としての症状が出現します。左室拡張末期圧の正常値は 6～12mmHg くらいです。左室が最大に拡張したときの圧は、左房圧とほぼ等しくなります。これは、さらに肺動脈楔入圧（はいどうみゃくせつにゅうあつ）といった言葉で言い換えることもできます **図2**。

通常は、血行動態のバランスが崩れ、カラダの中で左室拡張末期圧が上がってきていたとしても、心不全の症状は発症せず、何とかカラダは代償して頑張っています。水面に顔が出ないように、何とか踏ん張って息を潜

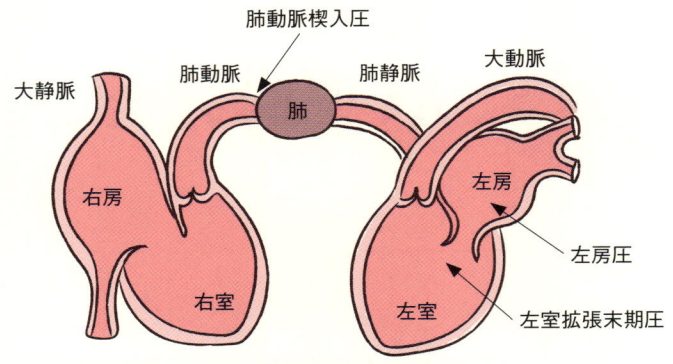

図2　左室拡張末期圧≒肺動脈楔入圧≒左房圧

肺動脈楔入圧

大静脈　肺動脈　肺静脈　大動脈

肺

右房　左房

左房圧

右室　左室　左室拡張末期圧

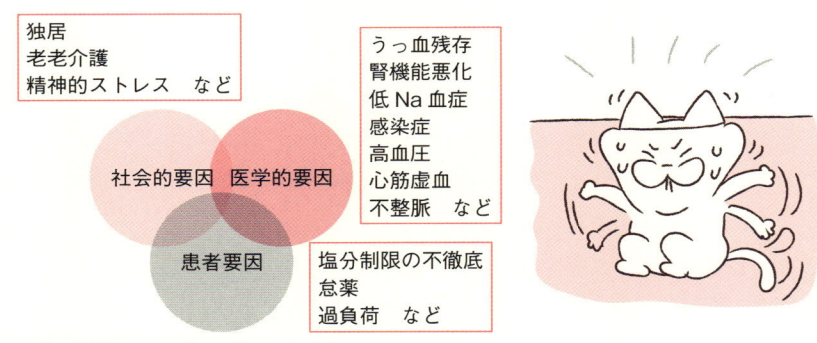

独居
老老介護
精神的ストレス　など

うっ血残存
腎機能悪化
低 Na 血症
感染症
高血圧
心筋虚血
不整脈　など

社会的要因　医学的要因

患者要因　塩分制限の不徹底
怠薬
過負荷　など

図3　心不全の増悪契機

めている状況と言えます。しかし、そこに塩分の過剰摂取、過労、感染などの心不全増悪契機 **図3** に背中を押される形となってしまい、その代償が効かなくなってしまいます。すると、さらに左室拡張末期圧が上がってしまい、その閾値を超えて水面に浮上してしまいます。左室拡張末期圧が上がって、ある閾値を超えると、心不全の症状が出てくることになります。

心不全の症状

　心不全の症状には、どんなものがあるか具体的に見ていきましょう。急

性心不全の症状としては最初に述べた通りで、心臓の機能が落ちることによって体のどこかで血液が足りないこと（低心拍出、LOS：low output syndrome）によって起こる症状か、血液が余っている状態（うっ血：congestion）によって起こる症状の2つしかありません。

うっ血による症状

うっ血による症状は、体のうっ血による症状と肺のうっ血による症状に分かれます。体のうっ血による症状としては浮腫、体重増加、食欲低下、肝腫大／右季肋部痛、悪心／嘔吐／便秘などがあります。症状ではありませんが、頚静脈怒張は体うっ血があることを反映しますので、心不全の所見として非常に大事です。

一方、肺うっ血による症状としては労作時息切れ、喘鳴、咳嗽、起坐呼吸、発作性夜間呼吸困難 **図4** などがあります。起坐呼吸、発作性夜間呼吸困難は、特に急性心不全の症状として重要であり、これらの症状があるようであれば、すぐに急性心不全を疑わなければなりません。

低心拍出による症状

低心拍出による症状としては血圧低下、倦怠感、末梢冷感、チアノーゼ、意識障害、乏尿などがあります。しかし、低心拍出による症状は、全体の

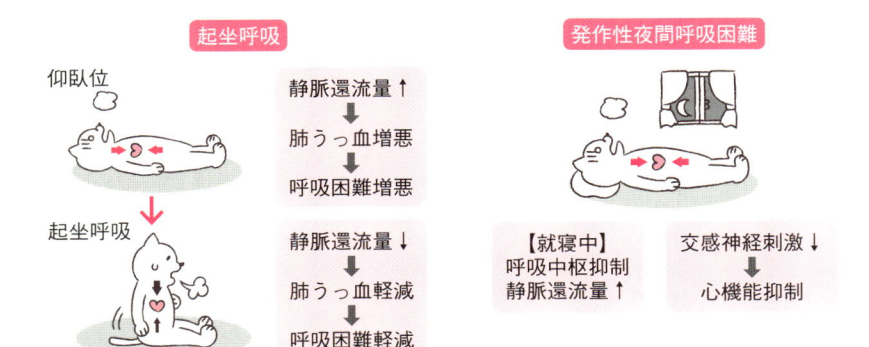

図4 うっ血による症状の一例

10〜20％程度にしか認められず、急性心不全の症状の大半は、うっ血によるものが占めます。普段は、うっ血による症状をメインに考えておけばよいですが、低心拍出による症状がともに認められた場合は、かなり重症の心不全である可能性が高くなります。

 ## 症状の分類

　症状の分類として左心不全、右心不全、両心不全といった分け方もできます。左心不全は肺から血液を受け取り、全身に送る力が弱っている状態で、症状としては前述の低心拍出による症状と、肺うっ血による症状が含まれます。右心不全は全身から血液を受け取り、肺に送る力が弱っている状態で、症状としては体うっ血による症状が含まれます。両心不全は文字通り、左心不全、右心不全の両方が共存している状態です。

CASE

両心不全の典型的な病歴
60代、男性
主訴：労作時息切れ、下腿浮腫
飲食店経営、これまで特に通院歴なし
生活は不規則で、塩辛いものを好んで食べていた

　1カ月前から徐々に足がむくんでいることに気がついていましたが放置し、特に息切れなどの症状はなかったものの、だんだんとむくみがひどくなっていることには気づいていたそうです。1週間前から仕事中に息切れがすることに気づいていましたが、少し休むとすぐに良くなるので様子を見ていたそうです。徐々に息切れがひどくなり、仕事もできなくなってきたため、循環器内科外来を受診されました。

　受診時、血圧は160/82mmHg、脈拍は110/min、整。SpO_2 は room air

で94％でした。身体所見として頸静脈怒張を認め、下腿浮腫は著明、安静時にもやや呼吸困難感がある状態でした。心エコーでは左室駆出率（ejection fraction：EF）も低下しており、胸部レントゲン写真で心拡大と肺血管影の増強、BNPも350pg/mLと高値であり、うっ血性心不全の診断で、同日循環器内科入院としました。このような経過は、両心不全の典型的な病歴になります。

💡 Point

- 心不全の症状は、うっ血によって起こるもの、もしくは低心拍出によって起こるものに分けられる

どんな疾患が心不全の原因になるの!?

あらゆる循環器疾患が、心不全の原因となります。なので、心不全は循環器疾患の終末形であるとも言えます。では、心不全の基礎疾患を簡単に見ていきたいと思います。

虚血性心疾患

心不全の主要な原因の1つになります。虚血性心疾患には、狭心症や心筋梗塞が含まれます。心筋梗塞を起こすと心筋が壊死してしまい、心筋の収縮力が落ちてしまうのはイメージしやすいかと思います。冠動脈に高度狭窄があり、心筋への血液の供給が足りない状態（虚血）が長く続いても心機能の低下が生じます。

 高血圧症

高血圧は、後負荷のところでも述べましたが、長年放置すると左心室の壁が分厚くなっていきます。筋肉が分厚くなると、最初は心臓が拡張する力が落ちますが、長期間経過すると、だんだん収縮する力も落ちてきます。高血圧症が原因の心不全を高血圧性心不全と呼びます。

心臓弁膜症

心臓の弁に異常が生じた状態で、基本的に弁が狭くなってくる狭窄症

（大動脈弁狭窄症や僧帽弁狭窄症）と、弁がきれいに閉じなくなる閉鎖不全（大動脈弁閉鎖不全症、僧帽弁閉鎖不全症や三尖弁閉鎖不全症）に分かれます。狭窄があっても出口が狭いことで心臓からの拍出量は減りますし、閉鎖不全があっても逆流してしまうことで前方への拍出が減ってしまうことで心拍出量は減ってしまいます。結果として、stroke volume が落ちてしまうことで心不全になってしまうわけです。

心房細動

心房細動は心不全との合併が多いですが、心不全の原因にもなります。頻脈が続くと、心機能が落ちてきます。これは頻脈誘発性心筋症と呼ばれますが、1日中ずっと全力で走らされているようなものです。さすがに心臓もばててしまいます。

糖尿病

糖尿病は心不全の重要なリスクの1つです。糖尿病というと、虚血性心疾患の大きなリスクでもあります。なので、虚血性心疾患を経由して心不全になる経路がまず考えられます。しかし糖尿病は、心臓に直接的に悪い影響も与えます。インスリン抵抗性や血管内皮障害などを介して心筋の肥大や線維化を引き起こしてしまい、結果として拡張障害を呈します。

心筋症

拡張型心筋症や肥大型心筋症のほかに、心サルコイドーシスや心アミロイドーシス、さらには抗がん剤による心筋症などがあります。
心サルコイドーシスや心アミロイドーシスに関しては、原因疾患に対応した個別の治療がありますので、第4章で紹介しようと思います。

💡 Point

- 心不全の原因疾患はさまざま。心不全は循環器疾患の最終形！

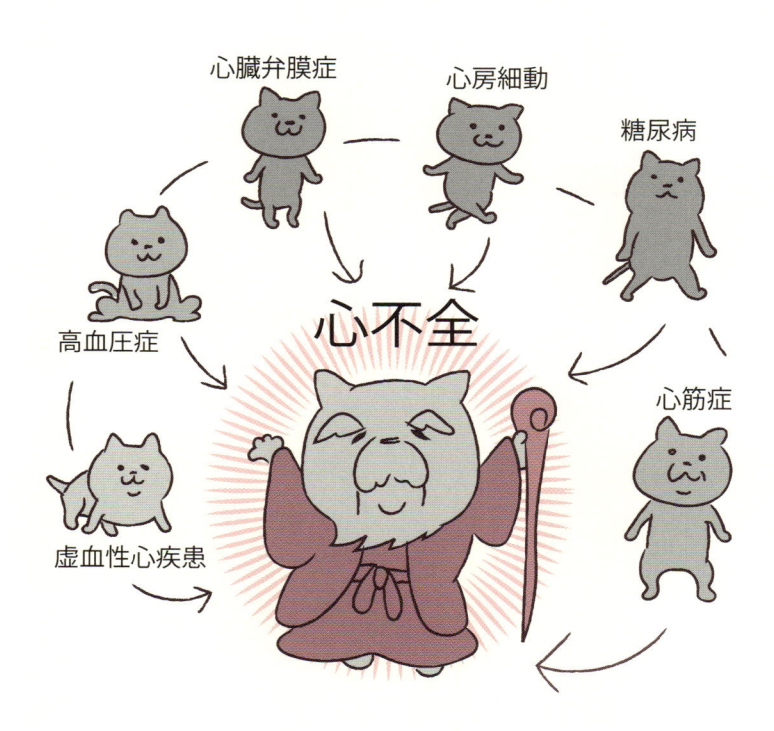

5 心不全は段階的に進行する

心不全のステージ分類

　心不全は、図5 [3, 4) のようにステージを段階的に進行していく病気です。この心不全ステージはAからDまでありますが、順番に見ていきましょう。

　心不全ステージAは、心不全のリスクになる病気がある状態（At-risk for Heart Failure）です。代表的な疾患としては、高血圧、糖尿病や動脈硬化性疾患などになります。まだ、心不全の症状は当然ありません。

　一段階進んだ心不全ステージBは、心臓に何かしらの構造的な異常が

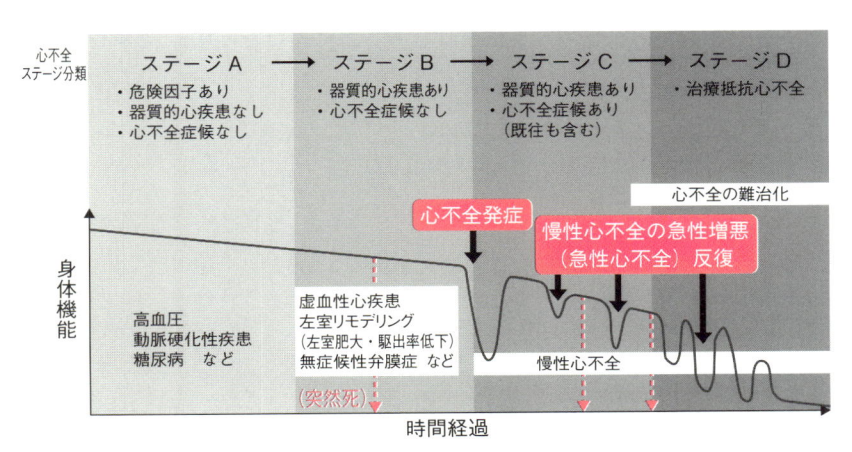

図5　心不全のステージ分類（文献3、4を参考に作成）

生じている状態（Pre-Heart Failure、前心不全）です。虚血性心疾患や弁膜症、高血圧による左室肥大や心臓の駆出率が低下している状態が、ステージBに含まれます。この状態は、心臓に構造的異常が生じることで血行動態のバランスが崩れることによってカラダの中では左室拡張末期圧が上がっていますが、前述したように水面で息を潜めている状態ですので、心不全の症状はまだありません。

　続いて、さらに一段階ステージが進み、いよいよ心不全の症状が出現してしまった状態が心不全ステージC（Heart Failure）になります。そこから心不全増悪を繰り返してしまうと、どんどんその予後は悪くなっていきます。この心不全の病状の進行を表したものは「病みの軌跡」と呼ばれています。一般向けの心不全の定義である「心不全とは、心臓が悪いために、息切れやむくみが起こり、だんだん悪くなり、生命を縮める病気です」というフレーズは、この「病みの軌跡」をイメージしています。

　そして、いよいよ心不全が進行し、治療が困難になった状態が心不全ステージD（Advanced Heart Failure）になります。心不全の予後は決して良くないもので、現在は心不全の緩和ケアも重要な選択肢の1つになっています。

💡Point

● 心不全は段階的にステージが進んでいく。その進行を止めることが心不全治療の目標！

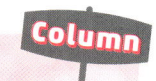

これからの時代は心不全発症予防がすごく大事！

　心不全の患者さんは、高齢化とともに非常に増えています。病棟を見渡すと、半数以上が 90 歳以上の高齢心不全患者さんであふれているなんてことは珍しくなく、心不全パンデミックはすでに始まっているのが real-world の現状です。

　では、これ以上、心不全患者さんの数の増加を抑えるには何が大事でしょうか？　ずばり予防ということになります！　つまり、心不全ステージ A、B の段階で、何とかステージ C に行かせないことが大事になります。ステージ A の患者さんは何とかステージ B に行かないように、ステージ B の患者さんはもう心不全前段階になっていますので、何とかこのステージ B までで踏みとどまらせることが大事です。

　次に、どうすれば心不全ステージの進行を遅らせることができるのでしょうか。ステージ A の患者さんは高血圧、糖尿病のコントロールをしっかりと行うことに尽きます。では、ステージ C の患者さんはどうしたらいいでしょうか。ステージ B の次は、もれなく心不全を発症してしまいますので、何とかステージ B で食い止める、つまり心不全の発症を抑えるための管理が必要になります。ステージ B になると、心臓の構造的な異常により、カラダの中ではすでに心臓に対する負荷がかかった状態になっています（左室拡張末期圧の上昇）。なので、閾値を超えて心不全を発症しないようにするための管理が必要になります。具体的には、高血圧をコントロールし、後負荷を減らすことや虚血の改善、弁膜症に対する介入といったことになります。塩分制限によって前負荷を減らすということも大事です。

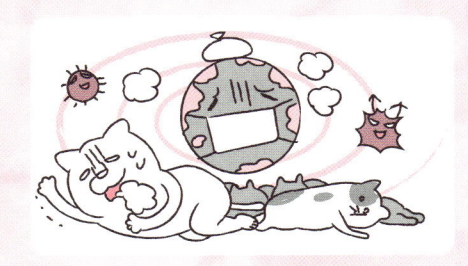

よく、「外来で診ていた高血圧だけと思っていた患者さんが、いきなり急性心不全で入院してしまった」といった話を聞きます。これってステージAの患者さんがステージBをすっ飛ばしてステージCになってしまったのでしょうか？　心不全ステージは必ず1段階ずつ進行していきます。なので、実はステージAと思っていた患者さんが、いつの間にかステージBに進んでしまっていることに気づかなかっただけなんです。ステージAだと思って診察していた患者さんのうち、2人に1人がすでにステージBに進んでいたという報告[5]もあります。

　では、このステージBを見逃さないようにするには、どうしたらいいでしょうか。最近、採血でBNP/NT-proBNPを年に1回スクリーニングとして測定することが推奨されています[6]。BNPについては第2章でちゃんと解説しますが、BNPの上昇は、第1章で繰り返し出てきたカラダの中での左室拡張末期圧の上昇を反映します。つまり、症状がなかったとしても左室拡張末期圧が上がっていると、BNPは上昇してきます。BNPで35pg/mL、NT-proBNPで125pg/mLを超えているようであれば[7]、心臓に何かしらの構造的異常が出ているサインとなり、心不全ステージBに進んでいることになります。その場合は、ぜひ循環器専門医にコンサルトを行ってください。その時点で適切な診断および適切な介入を行うことで、心不全発症を予防することが可能になります。心不全の発症を予防するためには「心不全ステージBを見逃さない」ことがとっても大事です！

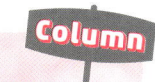

そもそも心臓病予防の啓発もとっても大事！

　8月10日は何の日か知っていますか？ 8と10で「ハート」と読めることから1985年にこの日を「健康ハートの日」とすることを日本心臓財団が提唱しました。心不全の予防のためにはその原因疾患となる心臓病の予防、つまりステージAになる前の予防も当然大事ですよね。そんな心臓病の啓発イベントを「健康ハートの日」プロジェクトとして8月10日を中心に、日本心臓財団、日本循環器学会、日本循環器協会、日本AED財団の4団体で共催しています。Jリーグ協力の下、サッカースタジアムでイベントを行ったり、小学生、中高生向けイベント、シンポジウムなどいろんなイベントを行ったりしています。さらには「健康ハート10カ条」として心臓病にならないための10カ条を提案しています。心臓病の予防のためには啓発は非常に重要です。ぜひ一度HPを覗いてみてください（https://www.kenko810.com/）。

「健康ハート10カ条」
1. 血圧とコレステロールを正常に。（太りすぎ、糖尿病には注意して）
2. 脂肪の摂取は、植物性を中心に。
3. 食塩は調理の工夫で、無理なく減塩。（1日、6g未満を目標に）
4. 食品は、栄養バランスを考えて。（1日、30食品を目標に）
5. 食事の量は、運動量とのバランスで。甘いものには要注意。
6. つとめて歩き、適度な運動。
7. ストレスは、工夫をこらして上手に発散。
8. お酒の量は、自分のペースでほどほどに。
9. タバコは吸わない。頑固に禁煙。
10. 定期検診わすれずに。（毎年一度は健康診断）

引用・参考文献

1) 日本循環器学会. 急性・慢性心不全診療ガイドライン（2017 年改訂版）. https://www.j-circ.or.jp/cms/wp-content/uploads/2017/06/JCS2017_tsutsui_h.pdf（2024 年 3 月閲覧）

2) 日本循環器学会. 2021 年 JCS/JHFS ガイドライン フォーカスアップデート版 急性・慢性心不全診療. https://www.j-circ.or.jp/cms/wp-content/uploads/2021/03/JCS2021_Tsutsui.pdf（2024 年 3 月閲覧）

3) 厚生労働省. 脳卒中、心臓病その他の循環器病に係る診療提供体制の在り方に関する検討会. 脳卒中、心臓病その他の循環器病に係る診療提供体制の在り方について（平成 29 年 7 月）. http://www.mhlw.go.jp/file/05-Shingikai-10901000-Kenkoukyoku-Soumuka/0000173149.pdf（2024 年 3 月閲覧）

4) WRITING COMMITTEE MEMBERS. 2013 ACCF/AHA guideline for the management of heart failure: a report of the American College of Cardiology Foundation/American Heart Association Task Force on practice guidelines. Circulation. 128(16), 2013, e240-327.

5) Jia, X. et al. Reclassification of Pre-Heart Failure Stages Using Cardiac Biomarkers：The ARIC Study. JACC：Heart Fail. 11 (4), 2023, 440-50.

6) Bozkurt, B. It Is Time to Screen for Heart Failure: Why and How?.JACC：Heart Fail. 10 (8), 2022, 598-600.

7) 日本心不全学会. 血中 BNP や NT-proBNP を用いた心不全診療に関するステートメント 2023 年改訂版. https://www.asas.or.jp/jhfs/topics/bnp20231017.html（2024 年 3 月閲覧）

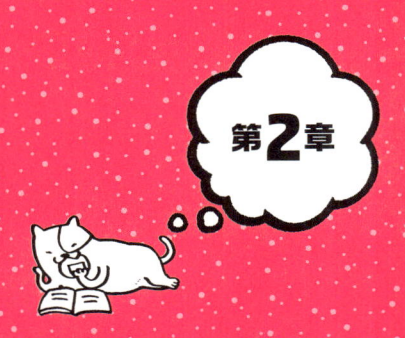

第2章

心不全の診断って どうやってやるの？

 # 心不全の診断に重要なのは総合判断！

 ## Universal Definition

　2021 年にヨーロッパ、アメリカ、日本から合同で心不全の Universal Definition[1] が提唱されました。この心不全診断にはまず、①構造的・機能的な心機能異常による心不全症状やサインがあること、それに加えて②ナトリウム利尿ペプチド（BNP/NT-proBNP）の上昇があること、もしくは肺や全身のうっ血の所見があることを満たした場合に心不全と診断することとなり、総合的な判断が重要視されるようになりました **図1**。

　①の構造的・機能的な異常は心エコーで判定します。左室駆出率（left

構造的および / もしくは
機能的な心臓の異常による心不全の症状
および / もしくは徴候

以下の少なくとも 1 つによって裏付けられる

NP レベルの上昇

or

心原性の肺うっ血もしくは
体うっ血の客観的証拠

図1 **Universal Definition**（文献 1 より改変）

ventricular ejection fraction：LVEF）＜ 50％、心房や心室の異常な拡大、E/E' ＞ 15、中等度以上の心肥大のいずれかがあることとされています。エコー所見の LVEF は、後で詳細は説明しますが、収縮能の指標です。また、E/E' はうっ血を反映する指標と覚えておいてください。

　②のナトリウム利尿ペプチドは、心臓や内皮細胞などから産生されるホルモンで ANP〔A-type（atrial）natriuretic peptide〕、BNP〔B-type（Brain）natriuretic peptide〕、CNP（C-type natriuretic peptide）があります。その中で、BNP は心不全の診断において非常に重要で、うっ血の状態を表します。NT-proBNP は BNP の前駆物質である proBNP から BNP が切り離されたもので、BNP と同じように心不全の診断に使われます。また、肺や全身のうっ血の所見は胸部レントゲン写真などの画像所見から、全身のうっ血の所見は浮腫などの身体所見から判断できます。

　このように心不全は、身体所見、エコー、レントゲンなどの画像所見、採血での BNP の値などを用いて総合的に判断して診断します。これらの中で使いやすいのは BNP/NT-proBNP になります。心不全を疑ったときには、ぜひ BNP/NT-proBNP を測りましょう 図2 [2]。BNP で 35pg/mL、NT-proBNP で 125pg/mL がカットオフになります。これまでに心不全の既往がなく、この数値を超えていた場合は、前心不全、もしくは心不全の疑いということになりますので、循環器専門医への紹介を検討してください。

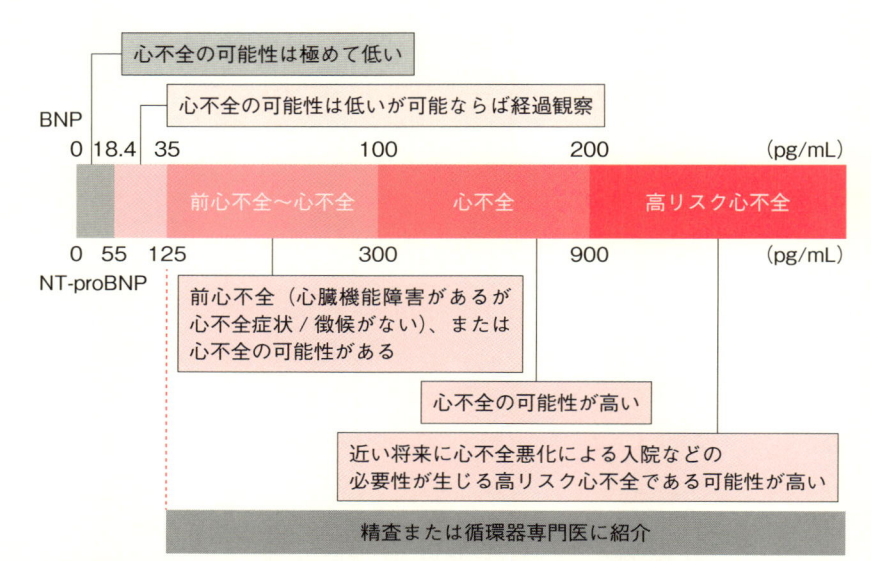

図2 BNP/NT-proBNP を用いた心不全診断や循環器専門医への紹介基準のカットオフ値（文献 2 より転載）

CASE

これって急性心不全？

78 歳、男性

主訴：腰痛

バイタルサイン

血圧：128/72mmHg、脈拍：78/min、整、SpO_2 98%（room air）

身体所見

眼瞼結膜：貧血なし、眼球結膜：黄染なし

頚静脈怒張：なし

心音：S1 → S2 → S3 － S4 －、心雑音なし

肺音：肺雑音なし

下腿浮腫：なし、末梢冷感：なし

検査所見

BNP 200pg/mL

　このような患者さんが救急外来に来られました。主訴は腰痛ですが、採血で、たまたま BNP が 200pg/mL と高値でした。研修医の先生はこの数値を見て、「BNP が 100 を超えている！　これは急性心不全に違いない！」と思い、大慌てで当直の循環器内科医に電話をしました。

　「腰痛で来た患者さん、BNP が 200 でした。急性心不全だと思うので、診てもらっていいですか？」

　でも、これって本当に急性心不全（慢性心不全急性増悪）でしょうか？ BNP/NT-proBNP の数値を解釈するときには少し注意が必要です。これまでに心不全の既往がない、初発の症例の場合は、急性心不全を疑う症状を伴っている場合、BNP で 100pg/mL、NT-proBNP で 300pg/mL を超えていれば、ほぼ急性心不全と考えて問題ありません。しかし、慢性心不全の患者さん、特に心不全入院の既往があるような患者さんの場合は注意が必要です。

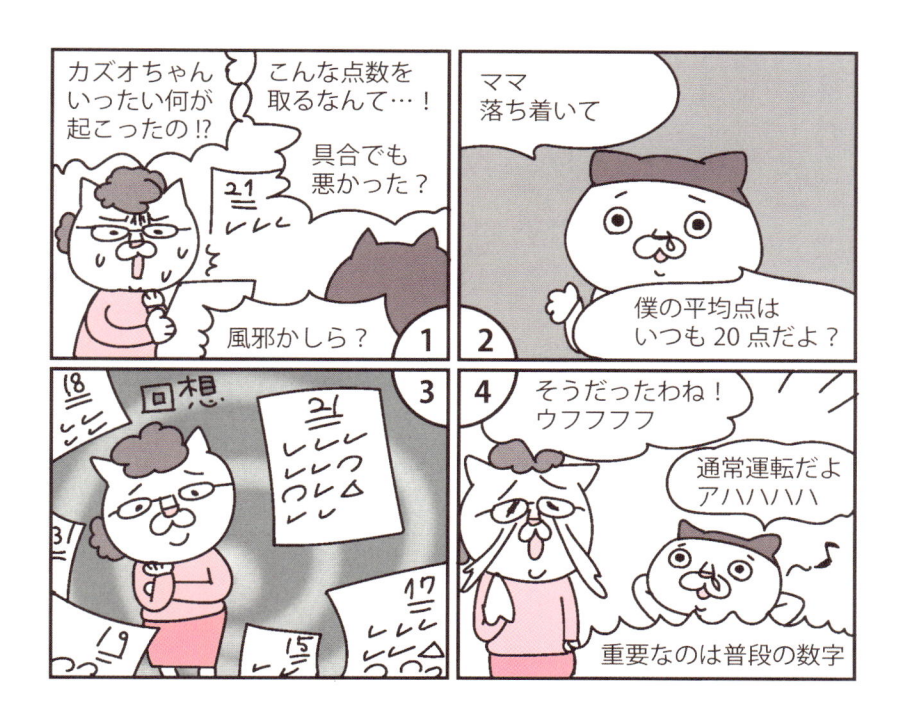

そもそもこの患者さんには、心不全を疑わせる症状や身体所見がありません。カルテをしっかりと見直すと、この患者さんは普段の外来でもBNP は 200pg/mL 前後で推移していたことがわかりました。つまり、この患者さんは決して慢性心不全が急性増悪しているわけではないのです。もし、この患者さんに息切れや浮腫の症状があり、BNP が 500pg/mL になっていれば、慢性心不全の急性増悪と診断して良いと思います。急性心不全（慢性心不全急性増悪）を診断するときには、BNP/NT-proBNP の数値だけに振り回されるのではなく、症状や臨床所見との組み合わせで判断することが重要です。

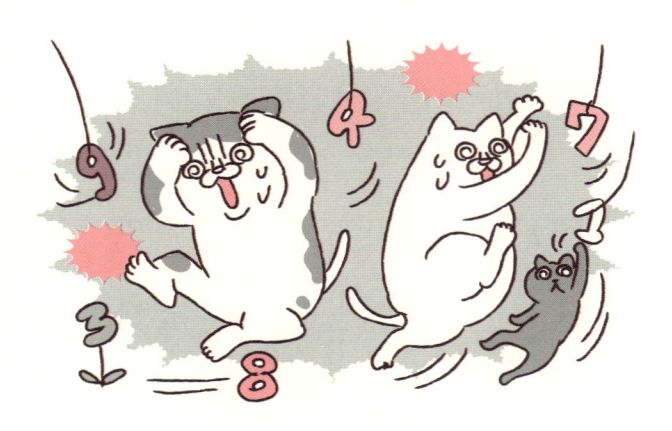

Point
- 急性心不全の診断は、症状、身体所見に加えて BNP/NT-proBNP から総合的に判断！

とっても大事な病歴聴取

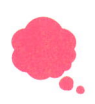

病歴聴取のポイント

　心不全の病歴聴取ってどうやって行えばいいのでしょうか？　浮腫などは身体所見から見抜くことができますので、「息切れ」「倦怠感」「食欲低下」に的を絞って聞くのがポイントです。

　まずはオープン・クエスチョンで、患者さんに質問をしましょう。その中で上記のキーワードが出てこなければ、3つのキーワードに絞ってクローズド・クエスチョンに切り替えます。

　「息切れ」「倦怠感」「食欲低下」いずれにおいても、いつから起こっているかを聞くのは非常に大事です。

　そして、息切れに関しては次のような内容を聞くことが大事です。
①労作時なのか、安静時にも起こるのか？
②立位で悪くなるか？　臥位で悪くなるか？
③夜間就寝中に増悪するか？

　この、「臥位で悪くなるかどうか？」や「夜間に増悪するか？」は非常に重要で、第1章で解説した、起坐呼吸や発作性夜間呼吸困難を示唆します。これらの症状があれば、心不全である可能性がグッと高まります。

高齢者への問診には注意が必要

　問診を行っていくうえで注意が必要なのは、高齢者の場合です。「最近、

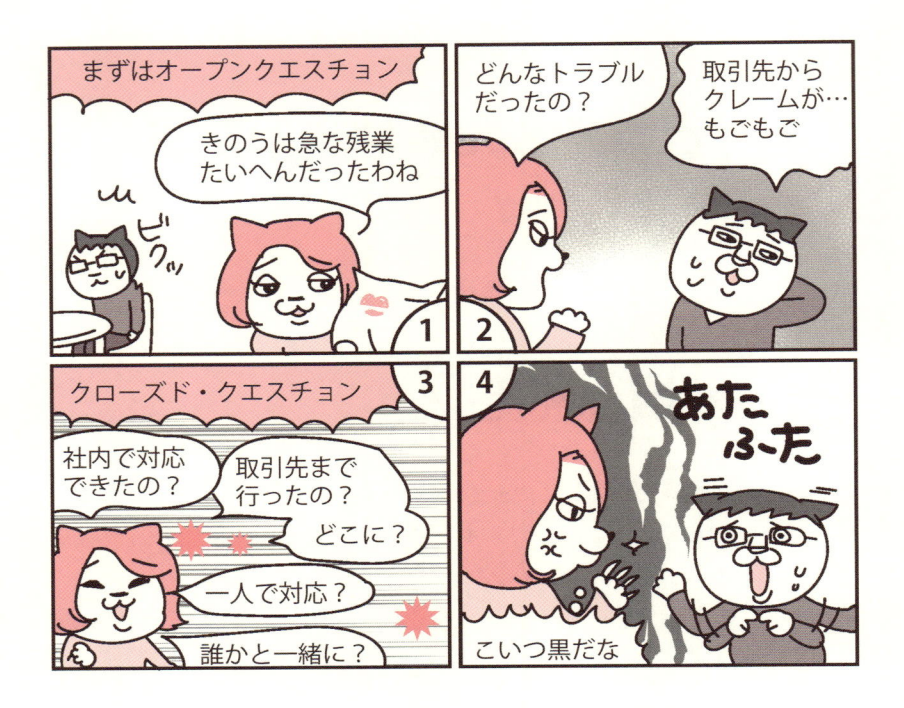

動いたときに息が苦しくなったりしませんか？」と聞くと、「最近は息が苦しくなることはないです」と返事が返ってきます。この返事を鵜呑みにしてしまうと、時に心不全増悪を見逃してしまうことがあります。なぜなら、高齢者の場合、実は息切れがあるのに、動くと苦しい→動かないようにする→動かないから息切れしない→「大丈夫です」といった返事が返ってくるようなケースをよく経験するからです。

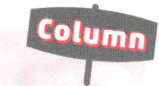

Bendopnea（ベンドネア）って何？

　心不全を疑う患者さんに問診を行うときに有用な症状として、Bendopnea（ベンドネア）があります。これは体を前屈させたり、かがみ込んだりしたときに息苦しくなるといった症状です。体を曲げることで腹腔内圧が上がり、それに伴い胸腔内圧が上がることで左室充満圧（LV filling pressure）が上がり、息苦しいという症状が出現します。このBendopneaは、心不全患者さんの約30%に見られます[3]。なので、先ほどの「最近、動いたときに息が苦しくなったりしませんか？」といった聞き方だけではなく、「靴ひもを結ぶためにかがんだときに息苦しくなりませんか？」「庭で草むしりをするときに苦しくなったりしませんか？」「シャワーで頭を洗うために前かがみになったときに苦しくなったりしませんか？」と聞いてみると、心不全の増悪を早期に見つけることができるかもしれません。

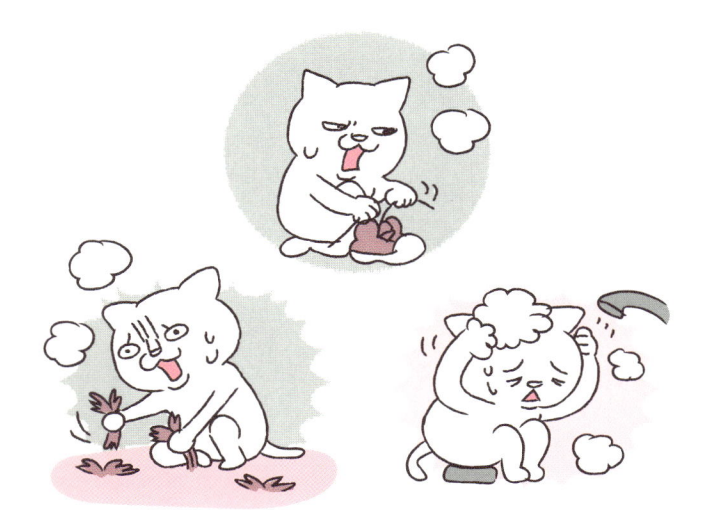

💡 Point

● 心不全の問診では、オープン・クエスチョンからクローズド・クエスチョンへと的を絞って質問をすることが重要！

3 心不全の EF による分類

　心臓の収縮能をエコー検査で得られる数値で表したものを、左室駆出率（ejection fraction：EF）といいます。EF は、次の式で計算されます。

EF ＝左室拡張末期容量（LVEDV）－左室収縮末期容量（LVESV）／左室拡張末期容量（LVEDV）

＝ 1 回拍出量（stroke volume）／左室拡張末期容量（LVEDV）

　つまり、左室が一番広がったときの volume から、一番縮まったときの volume を引き算し、それを一番広がったときの volume で割り算した値になります。

　EF が 40％未満の、EF が低下した心不全を Heart Failure with reduced ejection fraction：HFrEF（ヘフレフ）、EF が 50％以上の、EF の保たれた心不全を Heart Failure with preserved ejection fraction：HFpEF（ヘフペフ）、EF が 40％以上 50％未満の、EF が軽度低下した心不全を Heart Failure with mildly reduced ejection fraction：HFmrEF（ヘフエムレフ）と分類します。そして、ベースラインの EF が 40％未満から、EF が改善した心不全を Heart Failure with improved EF：HFimpEF と呼びます 図3。

HFrEF（HF with reduced EF）

・EF が 40%未満

HFmrEF（HF with mildly reduced EF）

・EF が 40%以上、50%未満

HFpEF（HF with preserved EF）

・EF が 50%以上

HFimpEF（HF with improved EF）

・ベースラインの EF が 40%未満から改善を認めたもの

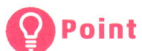 **心不全の EF による分類**

💡 **Point**

● EF だけで心不全かどうかは判断できない！

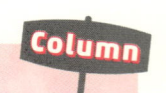

なぜ EF がよいのに心不全になるの？

　なぜ EF が保たれているのに心不全が存在するのでしょうか？　心臓は広がってから収縮します。心臓から血液を送り出すためには収縮する力も重要ですが、広がる力も重要になります。

　ここで、第 1 章で解説した stroke volume で考えてみたいと思います。心不全では stroke volume の低下が見られます。図4 のように 2 つの風船を考えます。左のグレーの風船は 90mL まで広がることができ、60mL まで縮まることができます。このときの EF は（90 − 60/90）× 100 = 33％です。つまり、EF の低下した心不全、HFrEF になります。このときの stroke volume は 90 − 60 = 30mL となり、stroke volume の低下が見られます。では、右のピンクの風船はどうでしょうか？　EF は（40 − 15）/40 × 100 = 62％となり、EF は保たれています。でも、stroke volume は 40 − 15 = 25mL と、グレーの風船と同様に stroke volume は低下しており、同様に心不全になります。このように HFrEF の心臓は大きくなって代償しようとします。HFrEF のイメージは、大きくて縮まることができない心臓です。一方、HFpEF は、小さくて硬い（広がらない）心臓とイメージするとわかりやすいです。このように stroke volume で考えると、EF が良いから心不全ではないとは言えませんし、EF は心不全の分類には必要ですが、診断には必要ないことがわかります。

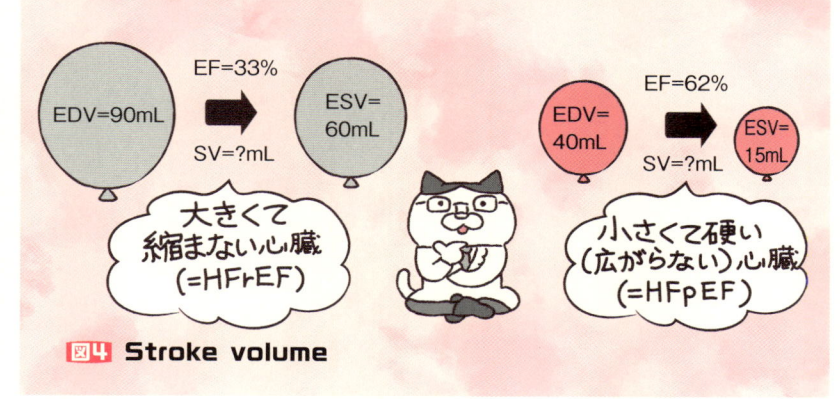

図4 Stroke volume

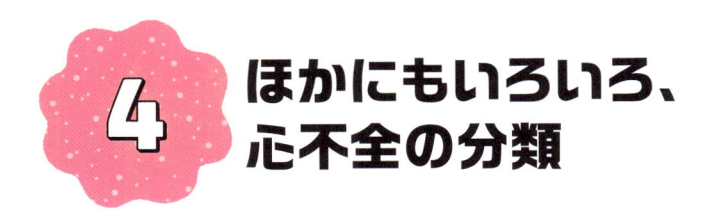

4 ほかにもいろいろ、心不全の分類

Forrester 分類

　Forrester 分類は、右心カテーテル検査から得られた心係数（心拍出量を体表面積で割ったもの。cardiac index：CI）、および肺動脈楔入圧（PCWP）から心不全の状態を 4 つに分類したものになります 図5。心係数と肺動脈楔入圧のカットオフ値は、それぞれ 2.2L/min/m^2 と 18mmHg です。心係数が 2.2 以上であれば心拍出量は保たれている、つまり LOS（low output syndrome）はなく、末梢循環不全はないものと判断します。肺動脈楔入圧が 18 以上あれば肺うっ血がある、逆に 18 より小さければ肺うっ血はないと判断し、Ⅰ群（正常、CI ≧ 2.2、PCWP ＜ 18）、Ⅱ群（肺うっ血のみ、CI ≧ 2.2、PCWP ≧ 18）、Ⅲ群（末梢循環不全のみ、CI ＜

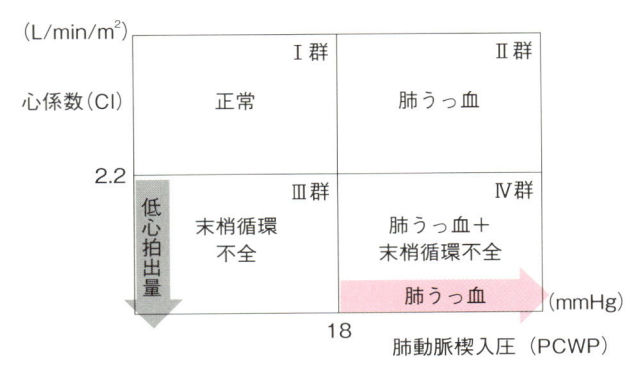

図5 Forrester 分類

2.2、PCWP ＜ 18）、Ⅳ群（肺うっ血＋末梢循環不全、CI ＜ 2.2、PCWP ≧ 18）の 4 群に分けられます。肺うっ血と末梢循環不全が両方あるⅣ群が一番重症のグループとなります。

Nohria-Stevenson 分類

　次に、Nohria-Stevenson 分類です。これは、基本的には Forrester 分類とまったく同じ分類の仕方になります **図6**。心不全患者全員に、右心カテーテル検査ができるわけではありません。そこで、うっ血があるかないか（wet or dry）、低灌流があるかないか（cold or warm）を身体所見から判断して、分類を行います。

　急性心不全の患者さんを診察する際に、まず手足を触ってみてください。そこで、浮腫もあって冷たければ wet and cold になり、Forrester 分類のⅣ群相当、重症心不全だなと少し心の準備をすることができます。このように Nohria-Stevenson 分類は、右心カテーテル検査を行わず、どのような病態なのかをイメージするために必要な分類です。

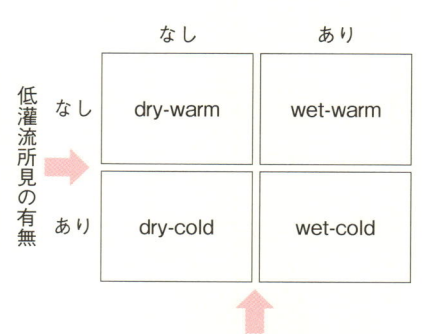

うっ血所見
・起坐呼吸
・頚静脈圧の上昇
・浮腫
・腹水
・肝頚静脈逆流

低灌流所見
・小さい脈圧
・四肢冷感
・傾眠傾向
・低 Na 血症
・腎機能悪化

図6 Nohria-Stevenson 分類

クリニカルシナリオ

　最後に、クリニカルシナリオです。これは、Clinical Scenario（CS）1
から5の5つに分類されます 図7 。CS1 から CS3 は、単純に血圧によっ
て分類したもので、CS4 は急性冠症候群（ACS）を伴うもの、CS5 は肺
高血圧症などの独立した右心不全のみの病態です。CS1 から CS3 のみを
覚えていれば大丈夫です。大まかに、CS1 であれば後負荷を取るために血
管拡張薬が治療のメインに、CS3 であれば低灌流による血圧低下の可能性
を考え、強心薬の使用を検討します。このように、治療方針をざっくりと
イメージするために便利な分類と言えます。

NYHA 心機能分類

　ニューヨーク心臓協会（New York Heart Association）が作成した、
日常生活の活動能力に基づいた重症度分類です。非常に簡便ですが、定量
的でなく、客観性に乏しいことが欠点です 表1 。

CS1 sBP＞140	CS2 100＜sBP＜140	CS3 100＜sBP	CS4 ACS
血管拡張薬 利尿薬	血管拡張薬 利尿薬	強心薬 利尿薬 血管拡張薬	CS5 右心不全のみ

図7 クリニカルシナリオ

表1 NYHA 心機能分類

I	心疾患はあるが身体活動に制限なし。 日常的な身体活動では著しい疲労、動悸、呼吸困難あるいは狭心痛を生じない。 （動いても症状なし）
II	軽度ないし中等度の身体活動の制限がある。安静時には無症状。 日常的な身体活動で疲労、動悸、呼吸困難あるいは狭心痛を生じる。 （普通の生活レベルで苦しい）
III	高度な身体活動の制限がある。 日常的な身体活動以下の労作で疲労、動悸、呼吸困難あるいは狭心痛を生じる。 （ちょっと動いただけで苦しい）
IV	心疾患のためいかなる身体活動も制限される。 心不全症状や狭心痛が安静時にも存在する。わずかな労作でこれらの症状は増悪する。 （安静にしていても苦しい）

CASE

急性心不全の病態を分類してみよう！

82歳、女性

主訴：呼吸苦

バイタルサイン

血圧：184/92mmHg、脈拍：114/min、整、SpO_2 85%（room air）

身体所見

眼瞼結膜：貧血なし、眼球結膜：黄染なし

頚静脈怒張：あり

心音：S1 → S2 → S3 + S4 +、心雑音なし

肺音：両肺野全体に湿性ラ音、喘鳴あり

下腿浮腫：両側に pitting edema、末梢冷感：なし

検査所見

BNP 420pg/mL

　このような患者さんが救急搬送されて来ました。この症例を Nohria-Stevenson 分類とクリニカルシナリオを用いて、病態を把握してみましょ

う。

　まず、Nohria-Stevenson 分類からいくと、湿性ラ音があり、下腿浮腫もあることより、うっ血あり、つまり wet になります。そして、末梢冷感はなく、血圧も高いため、おそらく末梢低灌流はない、つまり warm になります。したがって、Nohria-Stevenson 分類では warm and wet、Forrester 分類ではⅡ群に相当するだろうとイメージできます。

　では、クリニカルシナリオはどうでしょう。sBP は 184mmHg ありますので、CS1 ということになります。ですので、この患者さんは体液貯留を伴う、CS1 の急性心不全であることがイメージできたと思います。ですので、治療としては、後負荷を下げるための血管拡張薬、および前負荷を減らすための利尿薬を用いれば良いだろうと考えることができます。

　具体的にはまず、硝酸薬のスプレーを用いたうえで、フロセミド 20mg 静注＋硝酸薬持続点滴を行いました。このような CS1 の症例では、点滴を準備する間に救急カートに必ず置いてある硝酸薬のスプレーを使いましょう。即効性が高く、速やかに後負荷を下げ、呼吸苦を素早く軽減することができます。

Column

高血圧は心不全の原因だけでなく、増悪契機にもなる

　第1章でも述べたように、高血圧は心不全の原因疾患として非常に重要です。普段から厳格に血圧をコントロールすることが非常に重要になります。この厳格な血圧コントロールには、もう1つの目的があります。高血圧は、心不全の原因疾患であるとともに、心不全の増悪契機でもあるという2つの顔をもちます。どういうことかと言うと、前述したような CS1 の病態形成に大きく関わるからです。CS1 の心不全の多くは、一過性の血圧上昇に伴う後負荷の増大に心臓が耐え切れなくなり、急性心不全を発症します。普段から血圧のコントロールが甘めで、sBP が 140〜150mmHg でコントロールされていた場合、夜中にトイレに行ったときなどに一過性の血圧上昇があり、180〜200mmHg になってしまうと心臓

は耐え切れなくなり、心不全が表面化してしまいます。

　しかし、血圧を普段から厳格にコントロールし、sBP110〜120mmHg であれば、一過性の血圧上昇があったとしても 140〜150mmHg 程度までの上昇で済みます。そうすれば心臓も十分に後負荷を処理することができ、結果として急性心不全を発症せずに済みます。

　SPRINT 試験[4]と STEP 試験[5]では、厳格な血圧コントロールを行うことは、予後改善につながるということが報告されています。この 2 つの試験においては、いずれも心不全の発症を大きく抑えていたということが予後改善に寄与していたということが示されています。つまり、一過性の血圧上昇による CS1 の急性心不全の発症を抑制していたと解釈することができます。これらの結果からも、普段からの厳格な血圧コントロールは心筋へのダメージを抑える、つまり心不全の原因疾患への介入と、心不全発症の増悪契機を抑えるという 2 つの意味があります。高血圧の治療を行うときは、いずれにせよ中途半端ではなく、降圧目標までのしっかりとした降圧を行うことが大事です。

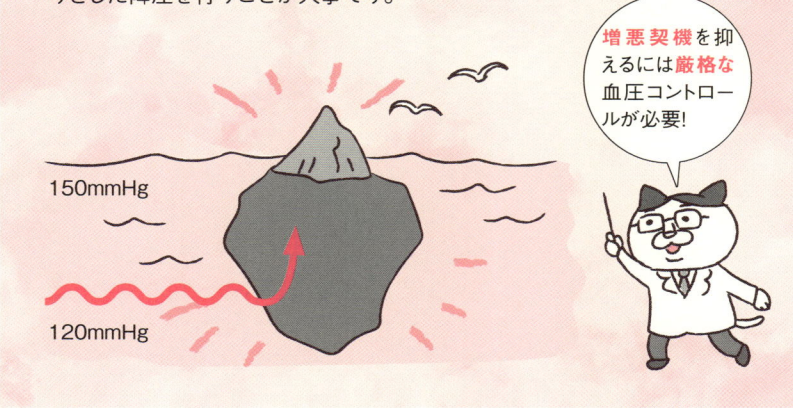

増悪契機を抑えるには厳格な血圧コントロールが必要!

150mmHg

120mmHg

💡 Point

● 症例ごとに、いろいろな分類のどこになるかを把握することで治療のイメージをつける!

5 心不全に必要な検査たち

　急性心不全を診ていくうえで、身体所見やバイタルサインからある程度の血行動態は把握することができますが、さらに検査を行うことで情報を補完していきます。

採血

　採血から心不全のみでなく、併存症も含めてさまざまな情報を得ることができます。

BNP/NT-proBNP

　初発の症例であれば、BNP で 35pg/mL、NT-proBNP で 125pg/mL を超えていれば前心不全もしくは心不全の可能性がある、BNP が 100pg/mL、NT-proBNP が 300pg/mL を超えていれば心不全の可能性が高いと判断できます。しかし、慢性心不全の患者さんであれば、前述したように普段の値との相対的な比較が大事になります。

BUN/Cr、eGFR、Alb

　心不全の多くの症例には、腎機能低下が見られます。腎機能低下症例では、利尿薬の選択にも注意が必要になりますので、必ず確認が必要です。また、BUN/Cr 比が上昇している場合や、ヘマトクリット（Ht）が高い場合、血管内脱水の可能性を考えないといけません。腎機能は心不全の治療によって変化します。経過中に腎機能が増悪した場合、どういった対応

をするでしょうか？ 例えば、心不全増悪による腎うっ血で腎機能が低下しているのに、脱水による腎機能増悪と判断してしまうと、完全に真逆の治療を行ってしまいます。臨床所見も含めた総合的な判断が必要になります。

　また、低アルブミン血症も注意が必要です。低アルブミン血症の状態では、血管内脱水になり血行動態に影響してきます。さらにループ利尿薬の反応が悪くなることも知っておかなければならず、心不全における低アルブミン血症は速やかに介入が必要です。

ヘモグロビン (Hb)、血清鉄 (Fe)、フェリチン、トランスフェリン飽和度 (TSAT)

　貧血を合併している場合、血行動態改善のために、時に輸血を必要とする場合もあります。また、心不全は慢性炎症性疾患であるため、約半数に鉄欠乏を合併しています。心不全に鉄欠乏が合併すると、貧血の有無にかかわらず予後不良であることも知られており、心不全患者さんを診る場合には、フェリチンや TSAT でのスクリーニングを行うことが推奨されています（フェリチンで 100 未満もしくは TSAT で 20% 未満で鉄欠乏）。

甲状腺刺激ホルモン (TSH)、FT4

　心不全には甲状腺機能異常の合併も多いため、スクリーニングで甲状腺機能をチェックするようにしましょう。

 ## 胸部レントゲン写真 / 胸部 CT

　胸部レントゲン写真は、心拡大があるかどうか、肺うっ血があるかどうか、胸水があるかどうか、肺炎の合併はないかどうかなどをチェックします。また、治療経過とともに、肺うっ血や胸水が軽快、心拡大が改善していく過程などをフォローしていきます。

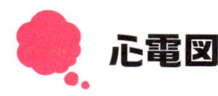

心電図

　心電図を見るポイントとしては、急性冠症候群がないかどうか、心房細動の合併がないかどうか、心室頻拍などの致死性不整脈の合併がないかどうかを見ることになります。

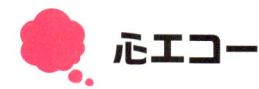

心エコー

　急性期は血行動態を把握するために、ポイントを絞って見るようにしましょう。EF は保たれていそうかそうでないか（HFrEF か HFpEF か？）、局所壁運動異常がないかどうか（急性冠症候群の合併はないか？）、弁膜症はないかどうか（重症の大動脈弁狭窄症や僧帽弁閉鎖不全症はないか？）、下大静脈（IVC）の拡大がないかどうか（心筋炎やアミロイドーシスなどではないか？）をざっくりと見ます。定量評価は、落ち着いてからゆっくりと行えば十分です。急性期の心エコーは、細かい測定よりも病態の全体像を把握するために使うものと考えてください。

心臓 MRI

　HFrEF の症例などの場合、慢性期に心臓 MRI で形態学的な評価を行うことが重要です。拡張型心筋症や心サルコイドーシスなどの心筋症症例において、その予後判定や治療効果判定に造影遅延（LGE）は非常に有用です。

 **Point**

● 1つの検査所見だけでなく、総合的に判断することが重要！

引用・参考文献

1) Bozkurt, B. et al. Universal Definition and Classification of Heart Failure : A Report of the Heart Failure Society of America, Heart Failure Association of the European Society of Cardiology, Japanese Heart Failure Society and Writing Committee of the Universal Definition of Heart Failure. J Card Fail. 27, 2021, 387-413.
2) 日本心不全学会. 血中 BNP や NT-proBNP を用いた心不全診療に関するステートメント 2023 年改訂版. https://www.asas.or.jp/jhfs/topics/bnp20231017.html（2024 年 3 月閲覧）
3) Thibodeau, JT. et al. The Role of the Clinical Examination in Patients With Heart Failure. JACC : Heart Fail. 6（7）, 2018, 543-51.
4) SPRINT Research Group. A Randomized Trial of Intensive versus Standard Blood-Pressure Control. N Engl J Med. 373（22）, 2015, 2103-16.
5) STEP Study Group. Trial of Intensive Blood-Pressure Control in Older Patients with Hypertension. N Engl J Med. 385, 2021, 1268-79.

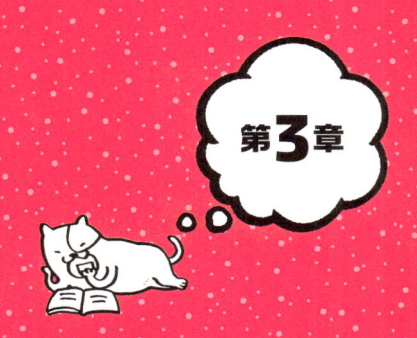

第3章

急性心不全の治療
～どう考えて
どう治療する？～

急性心不全の治療の目的って何？ 血行動態をちゃんと考えよう！

まず、急性心不全の治療の目的は、患者さんの症状を取り除くことです。症状としては、うっ血（congestion）による症状と、低心拍出（LOS）による症状の2つです。そして、これらの症状は前負荷・後負荷・心収縮力によって決まってきます。この3つのうち、どこをターゲットにするかをしっかりと考えて治療を行っていきます。

前負荷を減らす

前負荷が多い場合、前負荷を減らす治療を行います。まずは利尿薬です。利尿薬は、体に余った水分を尿として体外に出します。利尿薬の種類としてはループ利尿薬（フロセミド、アゾセミド、トラセミド）、サイアザイド系利尿薬（トリクロロメチアジド）、水利尿薬（トルバプタン）があります。

また、静脈系を拡張し、血液を静脈系にプールすることで前負荷を減らす薬として血管拡張薬があります。血管拡張薬の種類としては硝酸薬（ニトログリセリン、硝酸イソソルビド）やNa利尿ペプチド（カルペリチド）があります。これらは動脈拡張作用もあるため、血圧が低い場合は注意が必要です。腎機能が低下しており、利尿薬に反応しない場合は、限外濾過療法の検討も必要になります。

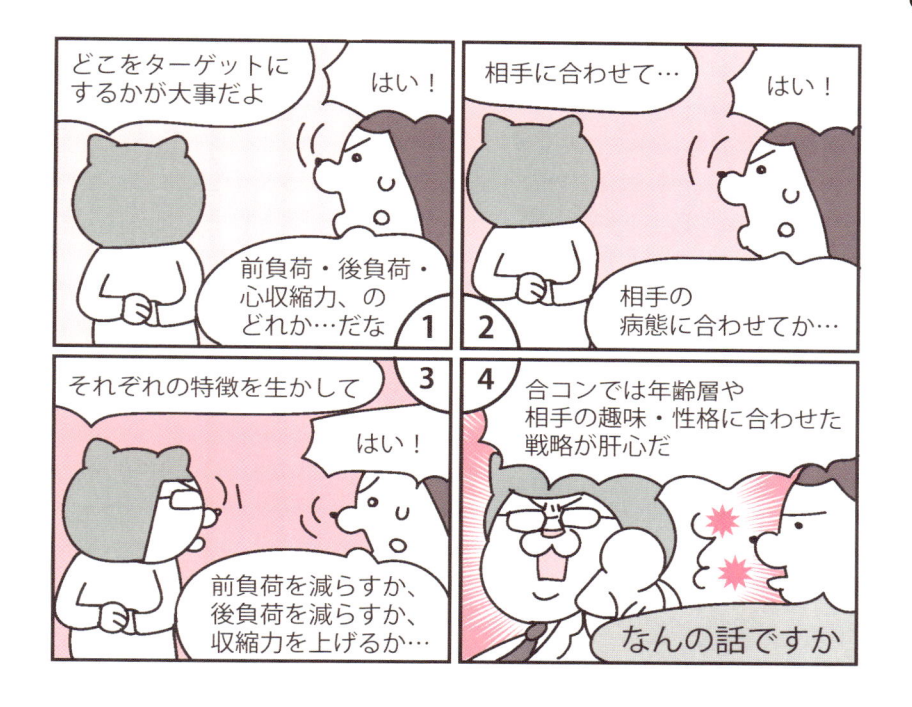

 後負荷を減らす

　続いて、後負荷を減らすためには血圧を下げ、末梢血管抵抗を下げる必要があります。この際に用いられるのは、動脈系に作用する血管拡張薬です。種類としては、ACE 阻害薬/ARB、硝酸薬などになります。これらは静脈系も拡張します。さらに、大動脈バルーンパンピング（IABP）には、後負荷を軽減する作用があります。心不全が重症であるほど1回拍出量（stroke volume）は後負荷に依存すると言われており、上手く後負荷を取ることは、心不全治療において重要になります。

 # 収縮力を上げる

収縮力が落ちている場合は、心臓にムチを打ち、収縮力を上げる必要があります。強心薬として使用する薬剤はジギタリス、ドブタミン、PDE阻害薬（ミルリノン、オルプリノン）があります。末梢冷感が著明で、末梢循環不全が疑われ、エコーで明らかに左室収縮能が落ちている場合は、強心薬の使用を躊躇しないようにしましょう。

Point

● 前負荷、後負荷、心収縮力のどこが心不全増悪の原因なのかがわかれば、治療法も自ずと決まる！

2 急性心不全の治療＝利尿薬じゃない！ 血行動態に応じた急性期治療を！

急性心不全における 3 つの発症様式

　「心不全の治療なんて利尿薬を入れておけばいい」なんて声を、たまに耳にします。確かに、大半の症例においては間違っていません。心不全の病態の大半はうっ血であり、LOS は重症例のみに見られ、全体の 10〜20 ％程度です。急性心不全におけるうっ血の発症様式は、大きく分けると 3 種類あります 図1。徐々に体液貯留が起こり（体重も徐々に増加）、うっ血が増悪する場合を slow pathway、体液貯留がまったくなく、一過性の血圧上昇により肺水腫になる場合、すなわち CS1 に含まれるようなケースになりますが、これを fast pathway と呼びます。徐々に体液貯留が増

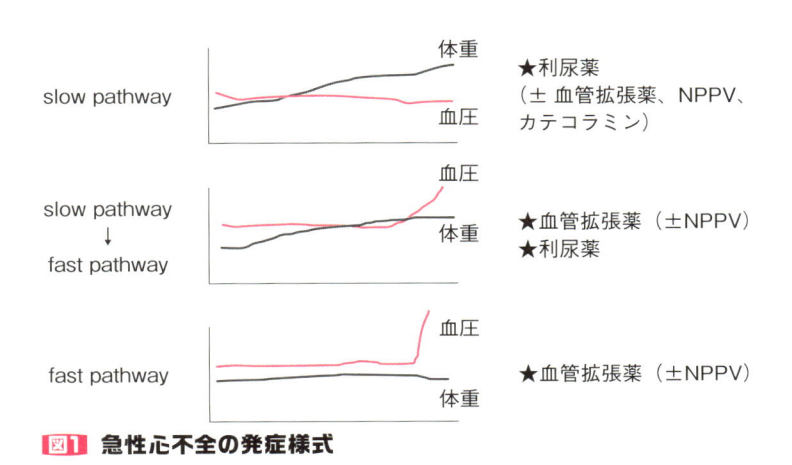

図1 急性心不全の発症様式

悪している最後の段階で、一過性の血圧上昇が背中を後押しし、肺水腫になるパターンもあります（slow → fast pathway）。

発症様式に応じた治療が重要

　純粋な fast pathway の肺水腫の症例に、利尿薬が必要でしょうか？下腿浮腫などはまったくないものの、急激な後負荷上昇により全身の体液が中枢に集まってしまう volume central shift が起きている場合は、利尿薬は当然必要ありません。血管拡張薬の使用、そして酸素化改善のために、速やかな非侵襲的陽圧換気（noninvasive positive pressure ventilation：NPPV）を行うことが重要です。さらに、Forrester Ⅲ群の場合も注意が必要です。うっ血による症状ではなく、LOS による血圧低下、倦怠感が主訴で、肺うっ血や下腿浮腫などの所見がまったくない場合、安易に利尿薬を使用してしまうことで、むしろショックを誘発し、血行動態を破綻させかねません。LOS を認める場合は、強心薬の使用やメカニカルサポート（MCS）の使用を検討しなければなりません。

　多くの症例では、うっ血を認めており、LOS の症例や volume central shift の症例においても、うっ血を認めることは多いですが、まったくうっ血がないケースも一部あることを知っておかなければなりません **図2**。

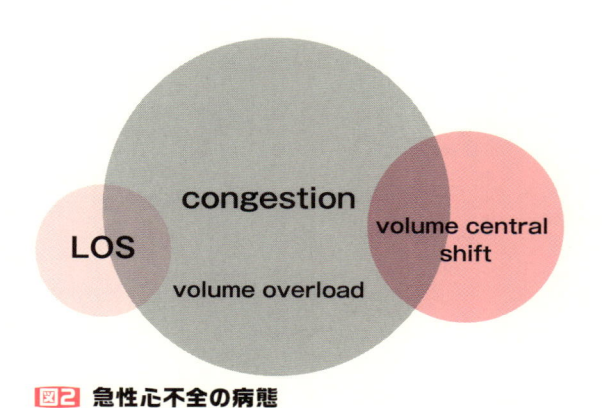

図2 急性心不全の病態

CASE

この患者さんはどの心不全増悪パターンに当てはまる？

84歳、男性

主訴：呼吸苦

現病歴

1週間前より労作時の息切れを自覚し、体重も1週間で3kg増加していた。夜、トイレに行った後に突然の呼吸苦が出現、改善しないため救急要請、緊急搬送となった。

バイタルサイン

血圧：194/104mmHg、脈拍：124/min、整、SpO$_2$ 87%（room air）

身体所見

眼瞼結膜：貧血なし、眼球結膜：黄染なし

頸静脈怒張：あり

心音：S1 → S2 → S3 + S4 +、心雑音なし

肺音：両肺野全体に湿性ラ音、喘鳴あり

下腿浮腫：両側に pitting edema、末梢冷感：なし

検査所見

BNP 800 pg/mL

　このような患者さんが救急車で搬送されてきました。まずは、Nohria-Stevenson 分類とクリニカルシナリオはどうなるでしょう？　Nohria-Stevenson 分類では warm and wet、クリニカルシナリオでは CS1 になると思います。では、発症様式はどうでしょうか？　ポイントは病歴です。1週間前から労作時の息切れがあり、体重も 3kg 増加していたとあります。つまり、徐々にうっ血が増悪する slow pathway の発症様式になります。そこに、トイレに行った際に急激な血圧上昇が起こり、一気に肺水腫になってしまったことがわかります。つまり、fast pathway の要素もあるわけで、この症例は slow and fast pathway による心不全増悪であり、

NPPV を使用したうえで血管拡張薬を使用、volume reduction のための利尿薬も使用する方針としています。

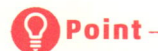 Point

● 体液貯留がなければ利尿薬は必要ない！

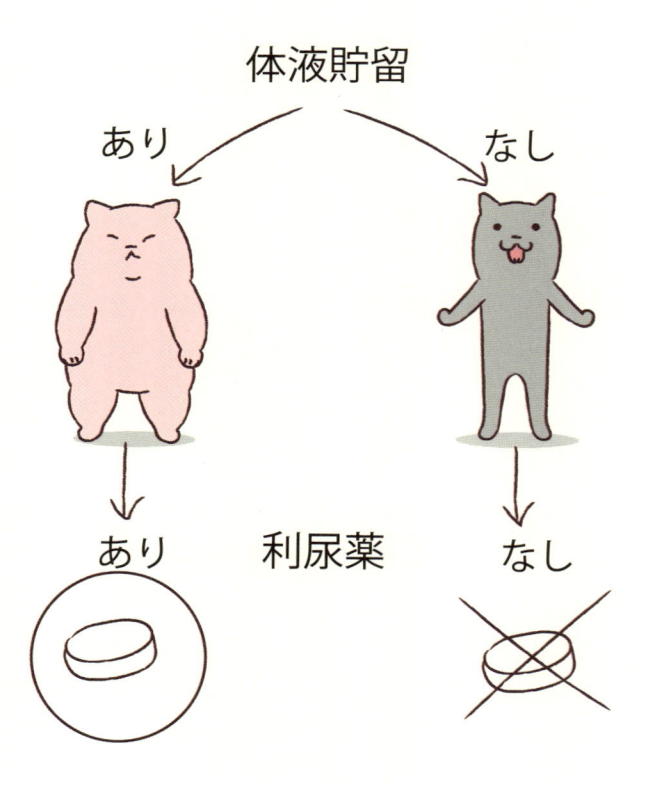

3 急性期のうっ血解除は スピードが大事!

　急性心不全の初期対応は、迅速かつ総合的なアプローチが求められます。患者さんの症状や循環動態の変化に素早く対応することで、予後の改善が期待できます。

時間軸を意識した超急性期の初期対応

　時間軸を意識した初期対応が重要です。症状の変化や循環動態の急変をしっかりとモニタリングし、早期に診断と介入を行います。特に、呼吸困難や浮腫の増悪などの症状の悪化には、敏感に対応する必要があります 図3 [1, 2]。

　最初の10分で、速やかに患者の血行動態を把握します。この際のポイントは、五感のうち視覚、聴覚、触覚をフルに活用して患者さんを観察することです。まず、視覚で患者さんの呼吸状態、頚静脈怒張の有無を観察、さらにモニターをつけることで血圧、心拍数、SpO_2などを速やかにチェックします。この時点で心原性ショックがあれば、速やかに強心薬やMCS（mechanical circulatory support）の使用を検討します。次に聴覚ですが、喘鳴が強ければ、聴診器を使わなくてもすぐにわかりますし、さらに聴診により湿性ラ音や心雑音（特に、大動脈弁狭窄症による駆出性収縮期雑音や僧帽弁閉鎖不全症による汎収縮期雑音）などを確認します。最後に、触覚は非常に重要です。患者さんの手足に触れることで、浮腫があるかどうかの確認、冷感があるかどうかの確認を一瞬で行うことができます。浮腫があれば体液貯留があること、末梢冷感があれば末梢低灌流があ

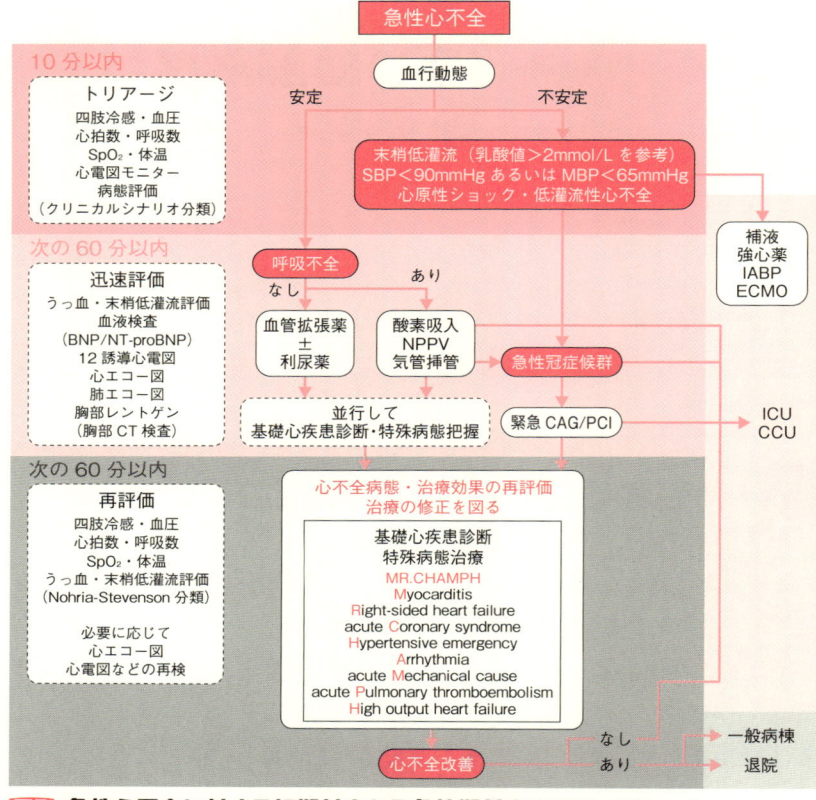

図3 急性心不全に対する初期対応から急性期対応のフローチャート
（文献 1、2 を参考に作成）

Figure content:

急性心不全

10 分以内

トリアージ
四肢冷感・血圧
心拍数・呼吸数
SpO2・体温
心電図モニター
病態評価
（クリニカルシナリオ分類）

血行動態 — 安定 / 不安定

末梢低灌流（乳酸値＞2mmol/L を参考）
SBP＜90mmHg あるいは MBP＜65mmHg
心原性ショック・低灌流性心不全

補液
強心薬
IABP
ECMO

次の 60 分以内

迅速評価
うっ血・末梢低灌流評価
血液検査
（BNP/NT-proBNP）
12 誘導心電図
心エコー図
肺エコー図
胸部レントゲン
（胸部 CT 検査）

呼吸不全 — なし / あり

血管拡張薬
±
利尿薬

酸素吸入
NPPV
気管挿管

急性冠症候群

並行して
基礎心疾患診断・特殊病態把握

緊急 CAG/PCI

ICU
CCU

次の 60 分以内

再評価
四肢冷感・血圧
心拍数・呼吸数
SpO2・体温
うっ血・末梢低灌流評価
（Nohria-Stevenson 分類）

必要に応じて
心エコー図
心電図などの再検

心不全病態・治療効果の再評価
治療の修正を図る

基礎心疾患診断
特殊病態治療
MR.CHAMPH
Myocarditis
Right-sided heart failure
acute Coronary syndrome
Hypertensive emergency
Arrhythmia
acute Mechanical cause
acute Pulmonary thromboembolism
High output heart failure

心不全改善 — なし / あり

一般病棟
退院

ることが疑われます。これらは実は、同時進行で情報を得ることができます。頸静脈を目で見つつ、片手で手足を触りながら、もう片方の手で聴診をすれば良く、時短になります。これらの情報を基に、目の前の患者さんが Nohria-Stevenson 分類、そしてクリニカルシナリオのどの分類にいるかを把握することで、治療戦略を適切に調整できます **図4**。

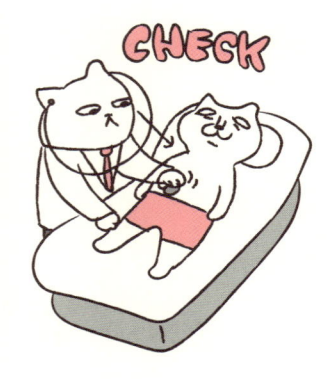

CHECK

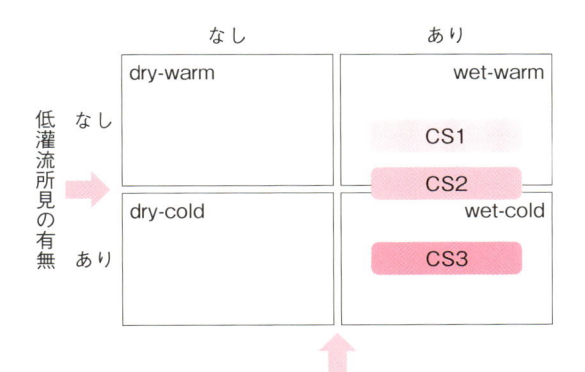

図4 Nohria-Stevenson 分類とクリニカルシナリオの組み合わせ

　これらの最初の10分で得られた情報を基に、次の60分では初期治療を開始します。体液貯留が明らかであれば、前負荷軽減のための利尿薬の投与、血圧が高値であれば、後負荷軽減のために血管拡張薬の投与を検討します。低酸素血症があれば、まず酸素投与を行います。低酸素血症が強い場合は、迷わずにNPPVもしくは気管挿管を考慮します。低酸素血症を遷延させてしまうと、重篤な臓器障害を進行させるということに直結しますので、迅速な判断が要求されます。

　そして、これらの治療と並行して、採血、胸部レントゲン、心エコーなどを用いて、最初の10分で得た情報をさらに補強していきます。そして、次の60分では、身体所見、検査所見の再評価を行い、初期治療が妥当であったかどうかの判断を行います。

初期対応が遅れると予後不良

　これらの初期対応が遅れると、予後不良のリスクが高まります。日本で行われた急性心不全のレジストリ研究であるReality-AHF[3]において、急性心不全患者さんが来院してから最初のフロセミド投与までの時間が遅れ

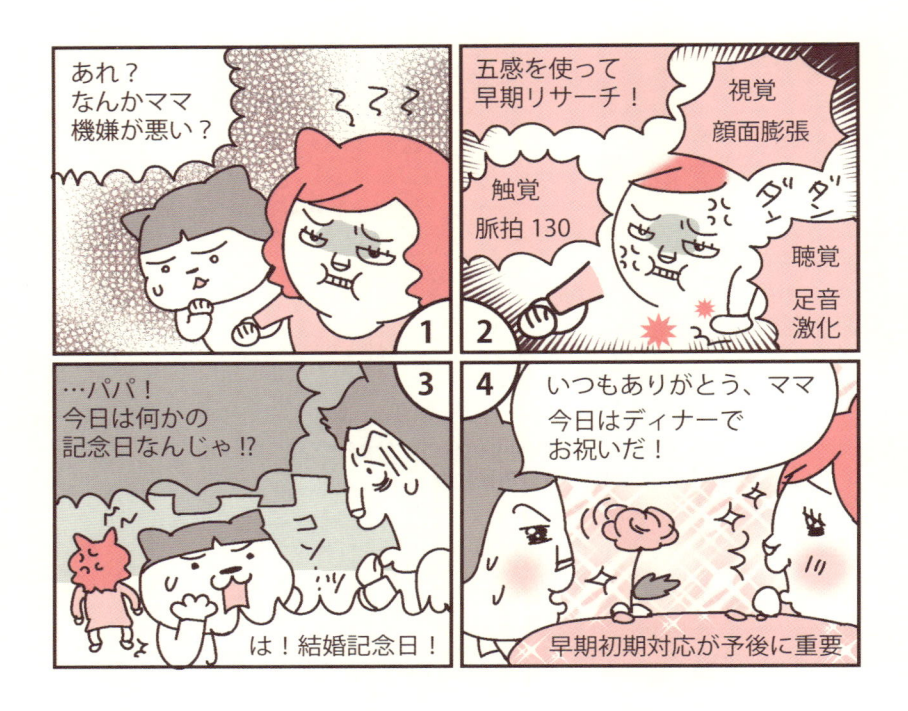

るほど、院内死亡が増加するということが報告されました。急性心不全は初期対応が遅れ、低酸素血症が遷延することで、臓器障害やさらなる合併症を引き起こす可能性があるため、早期の適切な治療が不可欠です。

併存症がないかの確認

　初期対応の時点で、併存症がないかどうかの確認も重要です。高血圧症や糖尿病、腎機能障害、肺炎などの併存は、急性心不全の診断と治療に影響を与える要因です。これらの併存症は、心臓の負担を増大させ、心不全の進行を加速させる可能性があります。そのため、適切な評価を行い、総合的なアプローチを取ることが重要です。

 ## うっ血は素早く取らないと予後不良

　繰り返しになりますが、急性心不全患者さんの症状の大半は「うっ血」によるものです。うっ血を素早く解消することは、急性心不全の重要な治療目標です。患者さんの症状を速やかに改善することは、患者さんのQOLを向上させるためにも重要です。さらにQOLだけではなく、早期にうっ血を解除できないと、退院後の予後を悪くするという報告[4]もあり、これまで以上にスピード感をもって、うっ血解除を行うことが求められる時代になっています。また、うっ血解除が速やかに行えると、後述する慢性期治療の導入への移行へスムーズにつなげることにもなります。

　初期対応において、症状の進行や合併症の早期発見が予後に大きな影響を及ぼすことを理解し、患者さんの状態を的確に評価しながら適切な処置を行うことが求められます。

💡 Point
● 急性期のうっ血解除に時間がかかると、その後の予後も悪くなる。スピードを意識したうっ血解除が重要!

慢性期へつなぐ、シームレスな心不全急性期治療

慢性期への移行を意識した急性期治療の重要性

　急性心不全の治療は、慢性期への移行を意識して行うことも重要です。急性心不全の治療は、血行動態の安定、症状の軽減が第一の目標ですが、その先にある慢性期治療へしっかりとつなげるということも非常に重要です。心不全は容易に再発を繰り返す疾患であり、症状が取れたからそれで治療は終わりというわけではありません。症状を取る急性期治療から、心不全再入院の予防、死亡率低下といった予後改善を目的とした慢性期治療へとスムーズに移行する必要があります。急性期の症状を取る治療だけではなく、急性心不全から慢性心不全へシームレスに管理を行っていくことが非常に重要になります。

慢性心不全の治療は急性期から始まっている

　急性心不全と慢性心不全の境界はあいまいであると最初に述べましたが、慢性心不全の治療の一部はすでに急性期から始まっているということもその理由の一つです。ARNI、β 遮断薬、ミネラルコルチコイド受容体拮抗薬（MRA）、SGLT2 阻害薬の併用、いわゆる Fantastic4 の導入が HFrEF 患者さんの予後を改善する[5] ことは、かなり広く周知されるようになって

きました。これらの慢性心不全に対する GDMT（Guideline directed medical therapy）は、急性期治療としても使用される薬であり、すでに急性期の時点で慢性心不全に対する治療も開始されているというわけです。

また、心不全患者さんを診ていくうえで、予後改善だけでなく、QOL（quality of life）の維持も非常に重要です。慢性心不全に対する GDMT において、ARNI や SGLT2 阻害薬は予後改善効果だけでなく、QOL 改善効果も示されています。

退院後早期に心不全再入院してくる患者さんを多く経験しますが、そのような退院後早期のイベントをしっかりと抑える、さらには退院後の QOL 維持のためにも、GDMT は可能な限り入院中に導入を目指すことが重要です。第 7 章で実際の症例を見ていきますので、この章でイメージをつかんでおいてください。

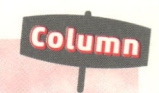

急性期に使う薬剤のおさらい

前負荷を減らす

利尿薬：尿として体外へ水分を出すことで前負荷を下げます。

・ループ利尿薬（フロセミド、アゾセミド、トラセミド）

・K保持性利尿薬（スピロノラクトン、エプレレノン）

・サイアザイド系利尿薬（トリクロルメチアジド）

・水利尿薬（トルバプタン）

血管拡張薬：静脈系を拡張し、血液を静脈系にプールする

・硝酸薬（ニトログリセリン、硝酸イソソルビド）

・Na利尿ペプチド（カルペリチド）→ Na利尿作用もあり

＊これらの薬剤は動脈拡張作用もあるため、血圧低下には注意が必要です。

後負荷を減らす

血圧を下げることで、末梢血管抵抗が下がり、後負荷は下がります。

血管拡張薬：動脈系を拡張し、末梢血管抵抗を下げる

・ACE阻害薬/ARB/ARNI

＊これらの薬剤は静脈拡張作用もあります。カルシウム拮抗薬は純粋に動脈を拡張しますが、心収縮力を下げ、反射性頻脈になることもあるため、心不全症例においては積極的には使用しません。

収縮力を上げる

強心薬：心臓にムチを打つことで収縮力を上げます。

・ジギタリス（ジゴキシン）

・カテコラミン（ドブタミン）

・PDE III阻害薬（ミルリノン、オルプリノン）

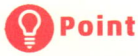**Point**

●急性期治療と慢性期治療はシームレス。水を引けばそれで終わりじゃない！

引用・参考文献

1）日本循環器学会. 急性・慢性心不全診療ガイドライン（2017 年改訂版）. https://www.j-circ.or.jp/cms/wp-content/uploads/2017/06/JCS2017_tsutsui_h.pdf（2024 年 3 月閲覧）

2）Mebazaa, A. Tolppanen, H. Mueller, C. et al. Acute heart failure and cardiogenic shock：a multidisciplinary practical guidance. Intensive Care Med. 42, 2016, 147-63. PMID：26370690.

3）Matsue, Y. et al. Time-to-Furosemide Treatment and Mortality in Patients Hospitalized With Acute Heart Failure. J Am Coll Cardiol. 69 (25), 2017, 3042-51.

4）Oguri, M. et al. Efficacy of Rapid Decongestion Strategy in Patients Hospitalized for Acute Heart Failure. Circ J. 84, 2020, 958-64.

5）Bauersachs, J. Heart failure drug treatment：the fantastic four. European Heart Journal. 42, 2021, 681-3.

第4章

とっても大事な
慢性心不全の
薬物治療

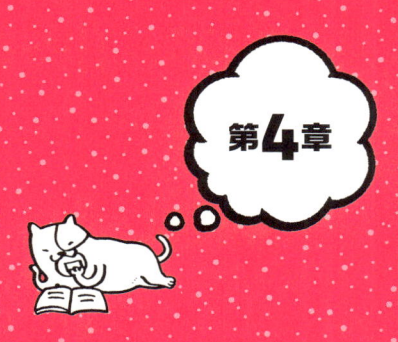

1 知っておきたい慢性心不全薬物治療の歴史

　古くは古代エジプトの時代から心不全の記述が存在するそうです。当時は体液貯留のみの病態と考えられ、瀉血などが行われていたようです。

　治療薬としては、1785年にジギタリスが初めて心不全の治療薬として使用されました。1957年にスピロノラクトンが開発され、1964年にフロセミドが開発されました。ジギタリスと利尿薬による治療しかなかった時代から、神経体液性因子を治療ターゲットとした治療に変遷していきます。まず、ターゲットとなったのはレニン・アンジオテンシン・アルドステロン（RAA）系になります 図1 。

　1956年にACE（アンジオテンシン変換酵素）が発見され、1971年に蛇

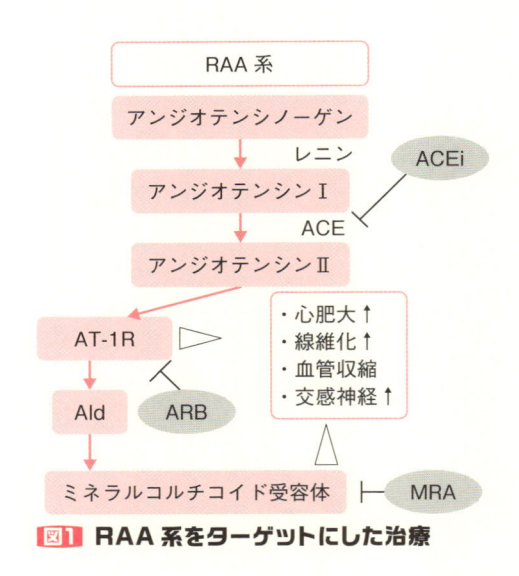

図1 RAA系をターゲットにした治療

毒から最初の ACE 阻害薬であるカプトプリルが合成されました。そして、1987 年に CONSENSUS 試験において、ACE 阻害薬であるエナラプリルが NYHA Ⅳ の心不全患者の死亡リスクを 27％低下させるということが初めて報告されました[1]。その後も SOLVED-T 試験[2]や ATLAS 試験[3]が発表され、ACE 阻害薬の慢性心不全治療薬としての地位が確立しました。アンジオテンシン受容体拮抗薬（ARB）は CHARM-Alternative 試験[4]においてその有用性が示され、その後も多くの試験で、その効果は ACE 阻害薬と同等であることが示されてきました。

1990 年代になり、交感神経系をターゲットとした β 遮断薬の有用性が報告されるようになりました。CIBIS-2 試験[5]においてビソプロロール、COPERNICUS 試験[6]においてカルベジロールの有用性が示され、これまで心不全に対して禁忌とされていた β 遮断薬が、慢性心不全治療薬の主役の一人に躍り出ました。

さらに RAA 系の最下流をブロックするミネラルコルチコイド受容体拮抗薬（MRA）に関しては、RALES 試験[7]でスピロノラクトン、EMPHASIS-HF 試験[8]においてエプレレノンが、ACE 阻害薬および β 遮断薬を内服している慢性心不全患者において、さらなる予後改善を示すことがそれぞれ示されました。

このように RAA 系および交感神経系が慢性心不全の治療ターゲットとなり 図2、RAS 阻害薬（ACE 阻害薬もしくは ARB）＋ β 遮断薬＋ MRA の 3 剤が慢性心不全の標準薬物治療として確立したものとなりました。

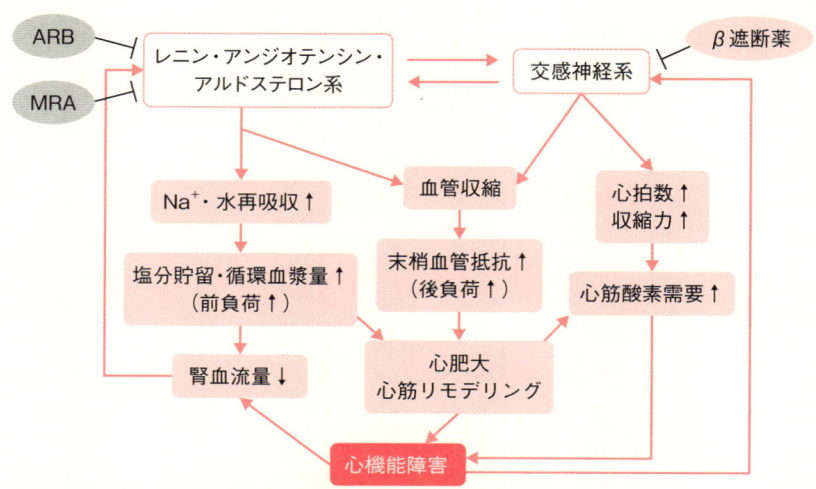

図2 RAA 系および交感神経系をターゲットにした治療

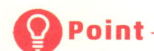 **Point**

- レニン・アンジオテンシン・アルドステロン系、交感神経系は心不全治療ターゲットとして今も昔もとっても重要！

2 絶対知っておかないといけない慢性心不全の最新の GDMT

　長らく、RAS 阻害薬 + β 遮断薬 + MRA の 3 剤による治療が、慢性心不全の標準治療（GDMT：Guideline directed medical therapy）として君臨していました。そんな中、2014 年に PARADIGM 試験[9] が報告されました。ARNI（サクビトリル・バルサルタン）と ACE 阻害薬であるエナラプリルと 1：1 の比較試験が行われ、その優位性が確認されました。慢性心不全の治療薬として、これまで 20 年以上絶対的王者であった ACE 阻害薬の効果を上回る薬剤がついに登場したのです。日本では、ようやく 2020 年より使用可能となりました。ARNI はネプリライシン阻害作用と RAAS の阻害作用を併せ持った薬剤です。ネプリライシンを阻害すると、ナトリウム利尿ペプチドを介した経路で最終的に cGMP（環状グアノシン-リン酸）を活性化することで、RAAS の阻害作用による心保護作用にさらなる上乗せ効果が期待できる薬剤です。簡単に言うと、悪者をブロックし、良い作用を増やすというダブルの効果を持つ薬ということになります **図3**。

　さらに、ゲームチェンジャーとなる薬剤が登場しました。それが SGLT2 阻害薬です。EMPEROR-Reduced 試験[10] および DAPA-HF 試験[11] において、これまでの標準治療薬に SGLT2 阻害薬を上乗せしたところ、いずれの試験においても、プラセボと比べて心血管死や心不全による入院リスクを約 25％程度低下させるという結果でした。SGLT2 阻害薬は、さらにこれまでエビデンスのなかった HFpEF においても EMPEROR-Preserved 試験[12] および DELIVER 試験[13] において、その有用性が初めて示されました。2023 年に発表された「急性および慢性心不全の診断・

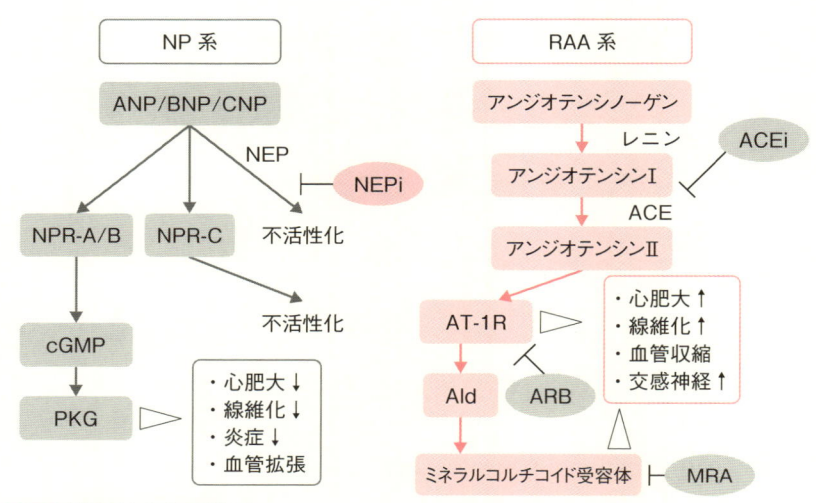

図3 ARNI の作用機序

治療ガイドライン ESC 2023 フォーカスアップデート版」[14] では、HFpEF および HFmrEF において Class Ⅰ の推奨となりました。SGLT2 阻害薬は、これまでの慢性心不全の治療ターゲットであった RAS 系や交感神経系以外のところを介して心保護効果を発揮しているようですが、その作用機序についてはまだはっきりとした結論は導かれていないというのが現状です。

HFrEF に対する薬物療法

ARNI と SGLT2 阻害薬という新たな薬剤の登場により、HFrEF に対する標準治療は ARNI、SGLT2 阻害薬が新たに各国のガイドラインで Class Ⅰ となり、これまでにその有用性が確立している β 遮断薬、MRA を加えた 4 剤をできるだけ揃えることが世界中で推奨されるようになり、Fantastic4 と呼ばれ、広く浸透することとなりました。

さらに、最近は血圧を下げることなく、洞結節に直接作用して心拍数を下げ、心保護作用を示すイバブラジンや、ARNI とは別の経路で一酸化窒素（NO）を介して cGMP を活性化する、可溶性グアニル酸シクラーゼ

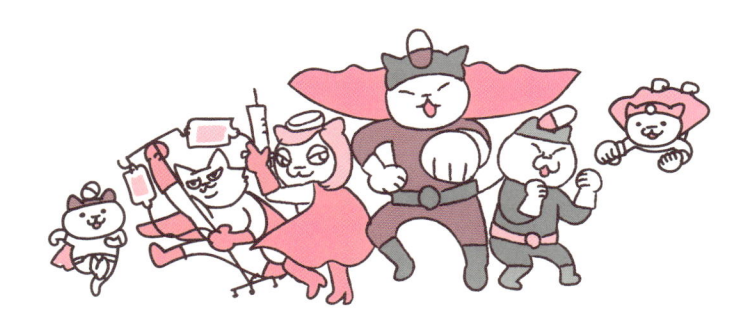

（sGC）刺激薬であるベルイシグアトの使用も可能となっています。これらの2つの薬剤はFantastic4の次に続く、5本目の矢としての役割が期待されています。

　HFrEFにおいてはFantastic4の4本の柱をベースに、個々の併存症に手を加えたり、必要があれば5本目の矢であるイバブラジンやベルイシグアトを加えていくといったレジュメが標準治療として推奨されています。

 ## HFpEFに対する薬物療法

　これまでHFpEFに対する標準治療薬はありませんでした。そこで前述のように、ゲームチェンジャーとなったのがSGLT2阻害薬になります。「急性および慢性心不全の診断・治療ガイドライン ESC 2023 フォーカスアップデート版」[14]において、HFpEFに対するClass Iの薬剤は、エビデンスのあるSGLT2阻害薬であるダパグリフロジンおよびエンパグリフロジン、そして体液貯留に対する利尿薬のみとなります **図4** [14]。

　また、HFpEFは **図5** [15]のように高血圧、2型糖尿病、心房細動、肥満、虚血性心疾患、COPD、鉄欠乏など、さまざまなフェノタイプがあります。Class IのSGLT2阻害薬および利尿薬に加え、フェノタイプに応じた治療が必要になってきます。

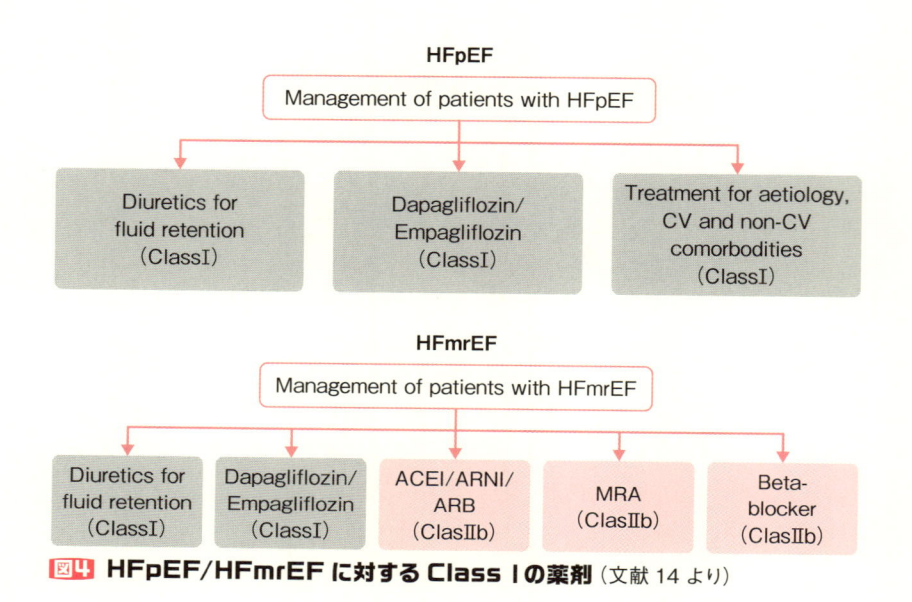

図4 HFpEF/HFmrEF に対する Class I の薬剤（文献 14 より）

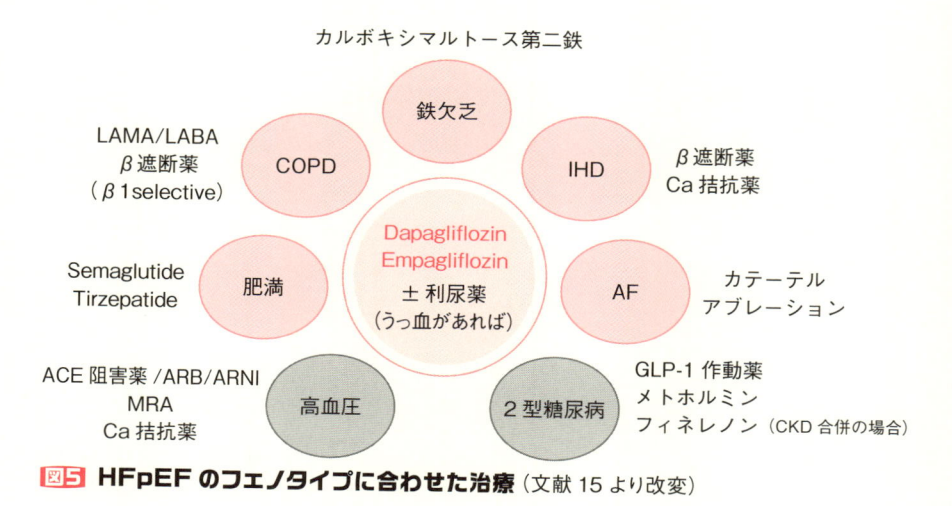

図5 HFpEF のフェノタイプに合わせた治療（文献 15 より改変）

HFmrEF に対する GDMT

最後に、HFmrEF はどうでしょうか。Class Ⅰ となるのは HFpEF と同様で、SGLT2 阻害薬と利尿薬になります。しかし、基本的には HFrEF に準じた治療を行うべきであり、いずれも Class Ⅱ b となってはいますが、ACE 阻害薬 /ARB/ARNI、MRA、β遮断薬は個々の病態に応じて積極的に使用してよいものと考えます **図4** [14]。

HFrEF/HFmrEF の急性心不全患者に対する入院中の GDMT 導入

Fantastic4 を中心とした GDMT を導入することは、世界的にもその重要性は認知されるようになり、導入することはもはや必須であり、むしろ導入しないことによるデメリットが叫ばれるようになっています。そんな中、STRONG-HF 試験において、急性心不全症例に対して入院中および退院後 2 週間以内という短期間に GDMT を導入、さらに titration を行うと予後の改善が見られることが報告され [16]、その結果を基に「急性および慢性心不全の診断・治療ガイドライン ESC 2023 フォーカスアップデート版」において、GDMT の入院中および退院後早期までの短期間での導入と titration を行うことが Class Ⅰ の推奨となりました [14]。

では、急性心不全で入院となった患者さんへ、GDMT の導入はどのように行っていけばいいでしょう。まず、急性期にうっ血がある状況では、うっ血解除が治療の第一目標であり、うっ血が解除でき、血行動態が安定した後に GDMT を導入するというイメージだと思います。しかし、GDMT の一部は急性期の治療薬としても使用できます。基本的には血圧を目安に考えます。SGLT2 阻害薬は基本的に最初から開始、血圧が高い場合は ARNI/RAS 阻害薬も早期から開始、MRA も血清 K 値に注意しながら早めに開始、β遮断薬はうっ血がしっかりと解除されてから少量から

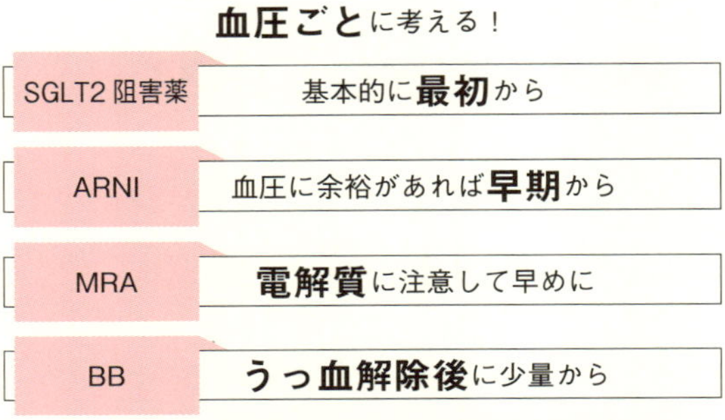

血圧ごとに考える！

SGLT2 阻害薬	基本的に**最初**から
ARNI	血圧に余裕があれば**早期**から
MRA	**電解質**に注意して早めに
BB	**うっ血解除後**に少量から

図6 入院での GDMT 導入の各薬剤のコンセプト

開始する。これが各薬剤のコンセプトになります 図6 。それぞれの薬剤について、もう少し詳しく見ていきたいと思います。

SGLT2 阻害薬

SGLT2 阻害薬を最初に導入する理由としては、血行動態にほぼ影響を与えないこと、および利尿作用の上乗せ効果に期待して早期から導入します。第3章で述べたように、うっ血解除で重要なのはスピードです。通常のループ利尿薬やトルバプタンに SGLT2 阻害薬を早期から加えることで、うっ血解除のスピードが上がることに期待がもてます。

また、SGLT2 阻害薬が先行して入っていると、ほかの薬剤が導入しやすくなるというメリットもあります。RAAS 阻害薬を導入すると、どうしてもカリウムを上げる方向に働きます。しかし、SGLT2 阻害薬は高 K 血症を起こしにくく[17]、先行して入っていると RAAS 阻害薬の中止が少なくなるということも報告されています[18]。また、われわれは SGLT2 阻害薬を入院後早期から導入することで、入院期間も短くできるということも報告しています[19]。

RAS 阻害薬 /ARNI

基本的には血圧によって考えます。血圧が高ければ、急性期でも後負荷軽減のために早期から導入します。特に ARNI はナトリウムペプチドに

よる利尿作用も期待できるため、SGLT2阻害薬と同様に早期から導入することで、うっ血解除のスピードを上げることが期待できます。

　血圧があまり高くないときは、血行動態が安定してから導入することが安全です。そして重要なのは、腎機能が増悪しているタイミングで導入するのは避けることです。さらなる腎機能増悪をきたしてしまう可能性があるので、腎機能が安定してから導入するようにしましょう。

MRA

　MRAに関しても、腎機能やカリウム値が問題なければ早期から導入します。カリウム値が高い場合は、導入する際にカリウム低下薬を併用することも考慮しましょう。

β遮断薬

　基本的には、うっ血が解除された時点で少量から導入するようにしましょう。β遮断薬には心抑制作用があるため、急性心不全の血行動態が安定していない状況で導入すると、一気に血行動態を破綻させてしまうリスクがあります。増量に関しても、同様の理由で少量から少しずつ増量していくことがポイントです。昔から、RAS阻害薬はwetな時期から、β遮断薬はdryになってから導入するといった考え方がありますが、現在もこの基本的なコンセプトは変わっていません。

　このような各薬剤の特性を把握し、GDMT導入を完結させ、できるだけ短期間で行うようにすることが求められます **図7** 。

原因疾患に対応した個別の治療

　慢性心不全全体に対する標準薬物療法は、EFごとにある程度分類することができました。しかし、特殊な心筋症においては、それに対応した薬物治療が必要になってきます。いくつか簡単に紹介したいと思います。

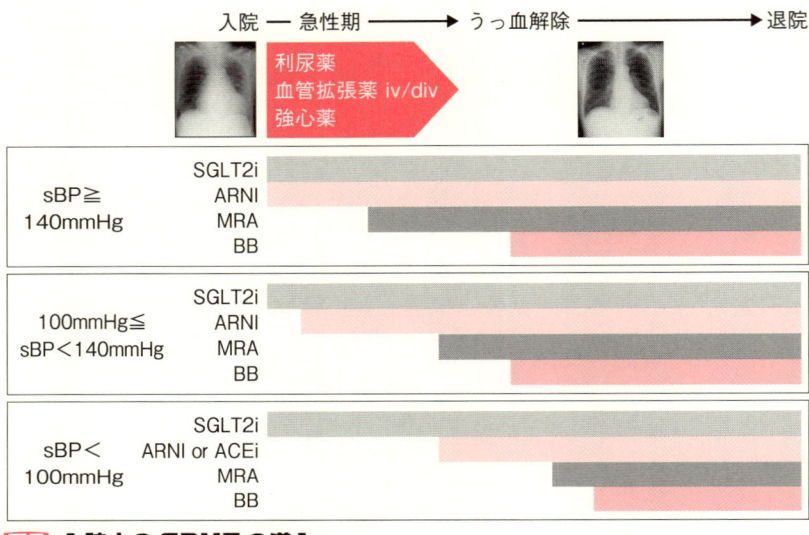

図7 入院中の GDMT の導入

心サルコイドーシス

心臓に非乾酪性肉芽腫を生じ、致死性不整脈や心不全を呈する疾患であり、ステロイドが有効であることがあります。

心アミロイドーシス

アミロイド蛋白が心筋に沈着することで生じる心筋症です。ATTR（トランスサイレチン型）アミロイドーシスに対しては、不安定な異常トランスサイレチン蛋白を安定化させ、アミロイドの心筋への沈着を防ぐタファミジスの有効性が示されています。

Fabry 病

糖脂質を分解する酵素（α-ガラクトシダーゼ）の活性の低下もしくは欠損により、全身の細胞に糖脂質が蓄積する先天代謝異常症です。心肥大を呈し、心不全に至ります。α-ガラクトシダーゼ酵素補充療法として、

アガルシダーゼを使用することができます。

- HFrEF に対しては Fantastic4（ARNI ＋ SGLT2 阻害薬 ＋ β 遮断薬 ＋ MRA）、HFpEF に対しては SGLT2 阻害薬！

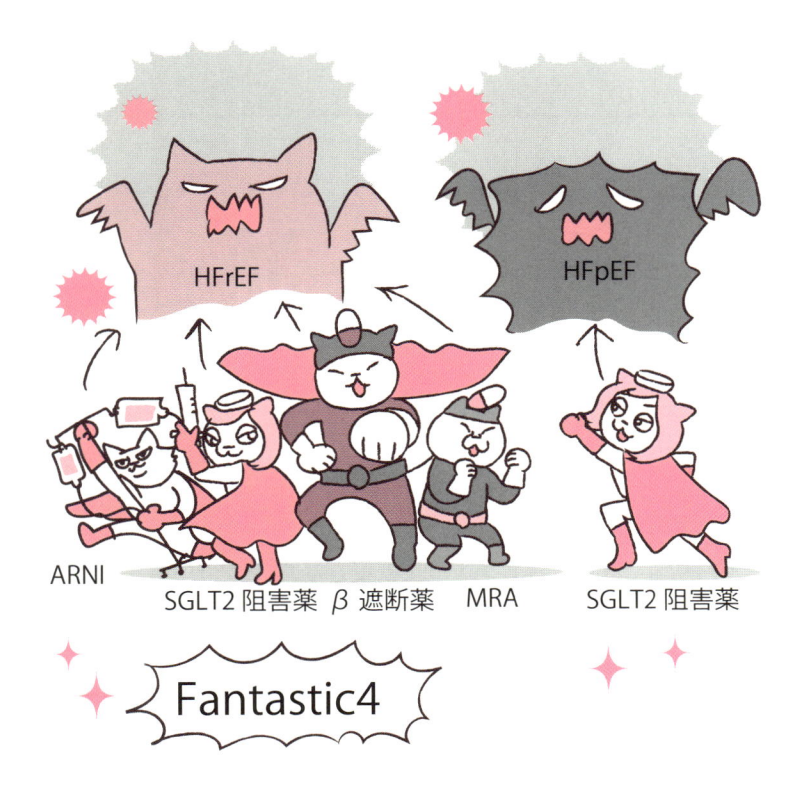

 **Fantastic4って言うけど本当にみんなに導入できるの?**

Fantastic4 の導入率

ARNI + SGLT2 阻害薬 + β 遮断薬 + MRA の 4 剤の組み合わせ（Fantastic4）が、HFrEF の標準治療（GDMT）として推奨されるようになりました。しかし、実臨床において、これらの 4 剤をすべての患者さん

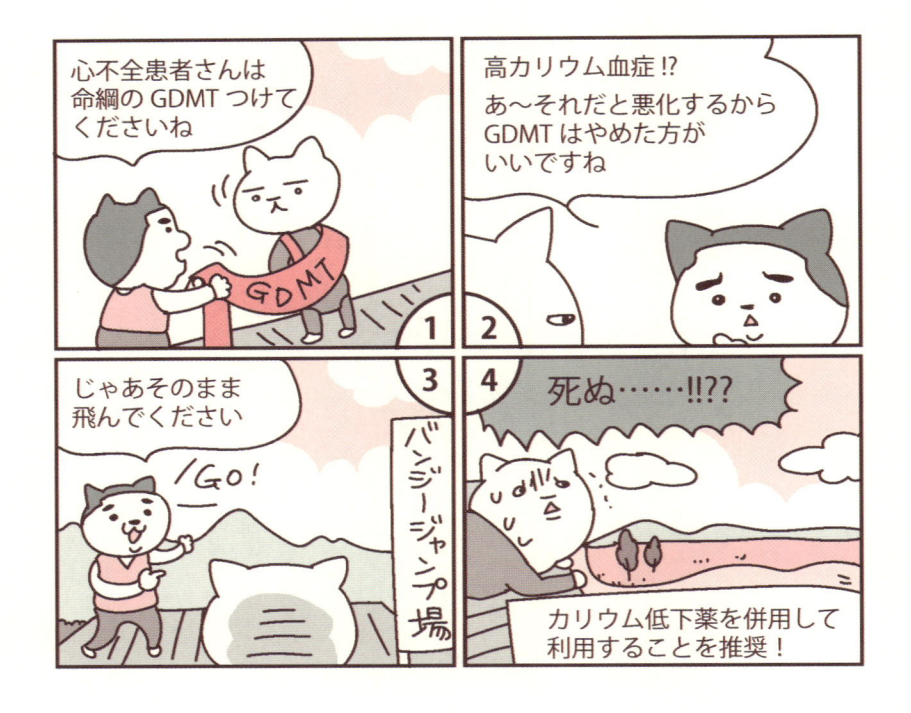

に導入できているかというと、決してそういうわけではありません。2018年にアメリカで報告された CHAMP-HF レジストリー[20] では、ACE 阻害薬、ARB、ARNI を合わせた RAS 阻害薬の導入率は約72%、β遮断薬は約66%、MRA に至っては約33%と非常に低く、さらに最大用量まで投与できた割合は、RAS 阻害薬で約17%、β遮断薬で約27%、MRA は約76%という結果であり、その導入率および titration はいずれも十分とは言えない結果であり、real-world では GDMT の導入は十分ではないと言えます。

 ## 導入を困難にする理由

ではなぜ、GDMT は心不全患者さん全例に導入できないのでしょうか。その大きな理由としては年齢、低血圧、徐脈、CKD（慢性腎臓病）、高カリウム血症などが挙げられます。例えば、血圧が低くて RAS 阻害薬がどうしても導入できないケースを、われわれはよく経験します。心不全患者さんは、重症になるほど血圧が低くなることが多く、重症だからこそしっかりとした GDMT を行いたいのに行えない、こういったジレンマによく遭遇します。ARNI の有用性はわかっていますが、ACE 阻害薬に比べるとその降圧作用はどうしても強くなってしまい、導入や増量が難しくて、悩む症例を多く経験します。また高齢患者さんの場合、徐脈を合併していることも多く、β遮断薬の導入および増量を断念することも非常に多く経験します。

また、CKD のある患者さんでは、高カリウム血症を合併することが多くなります。これまで僕たちは高カリウム血症を認めると、RAS 阻害薬や MRA をすぐに中止してきました。これは、心不全患者さんを高カリウム血症にしてしまうと、予後を悪くしてしまうと教えられてきたからです。その結果、高カリウム血症を認めると、反射的に RAS 阻害薬や MRA を中止してしまっていました。実際、日本、スウェーデン、アメリカの3カ国によるレジストリー研究である EVOLUTION-HF 試験[21] において、日

本では MRA の中止率が非常に高いことが報告されています。一方、ヨーロッパのレジストリー研究である ESC-HF-EORP Heart Failure Long-Term Registry[22] では、心不全患者さんにおいて低カリウム血症（3.0mEq/L 未満）もしくは高カリウム血症（5.5mEq/L 以上）があると、いずれも死亡リスクが約 5 倍ほど高くなるということが報告されました。

この結果を RAS 阻害薬および MRA を中止したかどうかで調整を行うと、低カリウム血症は約 5.0 倍と高い死亡リスクのままであったものの、高カリウム血症は約 1.2 倍とそのリスクは打ち消されました。では、なぜ高カリウム血症の死亡率が高く見えていたかというと、ACE 阻害薬を中止したことが約 13 倍死亡リスクを上げており、ARB の中止が約 10 倍、MRA の中止で約 7.5 倍のリスク上昇という結果でした。つまり、心不全患者さんでは高カリウム血症が直接死亡率を上げていたわけではなく、高カリウム血症になった際に GDMT を止めてしまったことで死亡リスクを上げてしまっていたというわけです。現在では、カリウム低下薬を併用してカリウムを下げながら、可能な限り RAS 阻害薬および MRA を中止せず、継続することを推奨しています。つまり、簡単に GDMT は止めちゃダメってことになります。

一方、SGLT2 阻害薬は血圧や心拍数などの血行動態に影響を与えにくく、非常に使いやすい薬剤です。しかし、尿路感染症や性器感染症のリスクに関して、頻度は高くないものの一定数の発生を認めるため注意は必要です。高齢者で寝たきりでオムツをはいていたり、毎日シャワーを浴びることができず陰部の清潔を保てないケースや、これまでに尿路感染症や性器感染症を繰り返しているような高リスクの症例においては、SGLT2 阻害薬の導入は慎重にならざるを得ないと思います。

また、高齢であるということで予後改善を目指す治療は意味がないということで、GDMT の導入が見送られる場合も多いと思いますが、ARNIや SGLT2 阻害薬に関しては、予後改善だけでなく、QOL（Quality of Life）を改善するといった報告も多くされており、高齢だからという理由だけでは一律に GDMT を導入しない理由とはならず、個々の症例ごとに

その使用をしっかりと検討しないといけません。

　このように多くの臨床研究で証明されたエビデンスは、実臨床において
はすべての心不全患者さんに実装できているわけではありません。これを
evidence-practice gap と呼びます。至適な GDMT を行うことは、もはや
必須の時代になってきました。これからは、GDMT がもたらす恩恵をで
きるだけ多くの患者さんに届けること、つまりいかに evidence-practice
gap を埋めていくかどうかを考えないといけない時代になっていると言え
ます。慢性心不全の GDMT は、次のステップに進むべきフェーズに入っ
たと言えるのではないでしょうか。

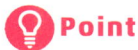

● GDMT の導入を行うのはもうアタリマエの時代。これからは個々の患者さ
　んに至適な GDMT 導入を目指すことが求められる！

4 Clinical inertia、ダメ、ゼッタイ！

　エビデンスの確立した GDMT を実臨床でどう実装し、evidence-practice gap を埋めていけばいいのでしょうか。ポイントは clinical inertia（臨床的惰性）をできるだけ減らすことです。本当に血圧が低かったり、徐脈があったりして、どうしても RAS 阻害薬や β 遮断薬を導入できない症例が、かなりの数いるのは事実であり、GDMT の限界は必ず存在します。しかし、本来導入できる余裕のある症例に、ちゃんと導入できていないケースも多々あるというのが現状ではないでしょうか。何となく do 処方を繰り返してしまうことで、みすみす導入や増量を行っていないということはないでしょうか。これが、clinical inertia です。このようなケースをできるだけ減らすためには個人の努力に頼るだけでは限界があり、何かしらのツールが必要になってきます。そして、そのツールに求められるのは、誰もが使えるようなシンプルなものである必要があります。あまり複雑なものであると、ただでさえ忙しい日常臨床で使用することは現実的ではありません。

　さらに現在では、心不全のマネジメントにはチーム医療が必須となっており、多職種で一人の患者さんに介入を行うことが常識となっています。ですから、医師以外のメディカルスタッフも使えるようなツールである必要があります。そこで、GDMT のもたらす恩恵をできる限り多くの患者さんに届けるための、clinical inertia から脱却するために役立つかもしれないツールを紹介したいと思います。

シンプル GDMT スコア

導入した GDMT が至適であるかどうかをスコア化したものになります。RAS 阻害薬、β 遮断薬、MRA、SGLT2 阻害薬の 4 剤に絞ったシンプル GDMT スコアを作成しました 図8。

このスコアは、RAS 阻害薬であれば、何も入っていないと 0 点、最大用量の 50% 未満の投与量であれば 1 点、最大用量の 50% 以上の投与量であれば 2 点、そして ARNI であれば用量に関係なく 3 点となります。β 遮断薬も同様に、何も入っていないと 0 点、最大用量の 50% 未満の投与量であれば 1 点、最大用量の 50% 以上の投与量であれば 2 点となります。MRA および SGLT2 阻害薬は、入っていないと 0 点、用量に関係なく投与されていれば 2 点となります。0 点から 9 点の範囲で点数がつき、Fantastic4 が導入されていれば 8 点もしくは 9 点となります。

急性心不全で入院となった 1,054 例の HFrEF および HFmrEF 症例を

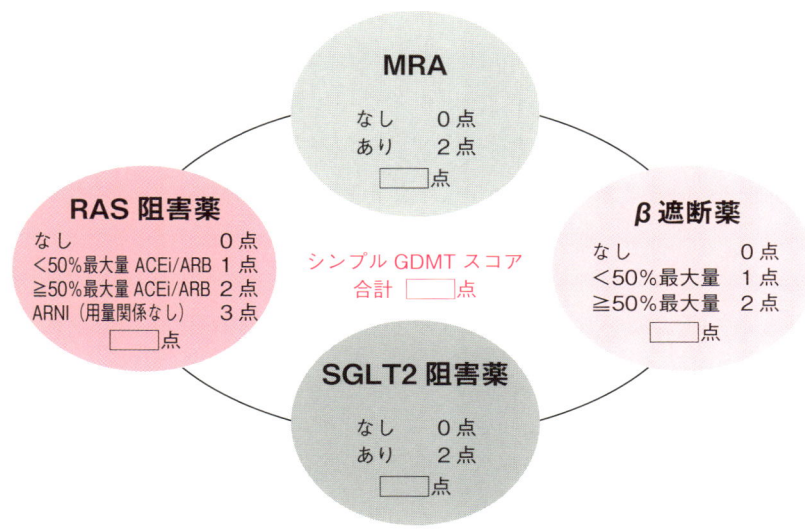

図8 シンプル GDMT スコア

対象に、後ろ向きに解析を行い[23]、シンプル GDMT スコアが 4 点以下のグループと 5 点以上のグループに分け、その予後との関連を調べました。心不全再入院と総死亡の複合エンドポイント、心不全再入院、総死亡いずれもスコアが高いグループで予後が良いという結果であり、これらの結果は多変量解析を行っても、独立した予後予測因子として残りました 図9。この結果から、急性心不全患者さんの予後改善のために、退院時にシンプル GDMT スコアで 5 点以上を目指すことが 1 つの指標になると言えます。すべての症例に Fantastic4 の導入は現実的に厳しいわけですが、Fantastic4 が導入できなかったとしても、何とかこのスコアで 5 点以上になるような組み合わせを考えるということで、少しでも予後を良くすることができるかもしれません。

例えば、エナラプリル 2.5mg（1 点）＋ビソプロロール 1.25mg（1 点）＋スピロノラクトン 25mg（2 点）の 3 剤を飲んでいる患者さん、一見すると GDMT としては、ある程度十分に見えます。しかし、シンプル GDMT スコアを計算すると 4 点しかありません。このままでは予後不良のグループに入ってしまいます。そこで、個々の患者さんのプロフィールを見ながら 5 点以上になるような組み合わせを考えます。例えば血圧が低く、心拍数も低めの患者さんであれば、SGLT2 阻害薬を足すと 6 点になります。血圧に余裕があれば、エナラプリルを 5mg に増量すれば 5 点、ARNI に切り替えれば 7 点になります。心拍数が早い場合は、ビソプロロールを 2.5mg まで増量すれば 5 点になります。このように個々の患者さんのプロフィールを考え、テーラーメイドの組み合わせを考えるということが重要になります。ぜひ、目の前の患者さんの内服をチェックしてみてください。4 点以下じゃないでしょうか？

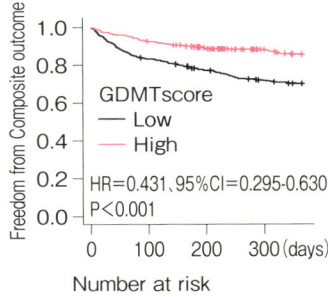

心不全再入院 or 総死亡

Number at risk
Low 605 502 459 423
High 449 415 386 352

多変量解析
高齢（HR＝1.014）
スコア 5 点以上（HR＝0.606）

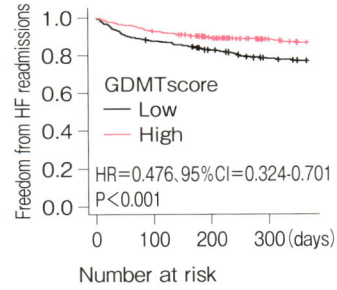

心不全再入院

Number at risk
Low 605 528 491 457
High 449 416 388 354

多変量解析
高齢（HR＝1.036）
高心拍数（HR＝1.011）
BUN 高値（HR＝1.016）
スコア 5 点以上（HR＝0.207）

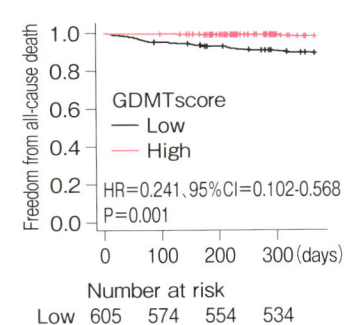

総死亡

Number at risk
Low 605 574 554 534
High 449 447 432 397

多変量解析
高齢（HR＝1.039）
COPD（HR＝2.205）
高 K 血症（HR＝1.535）
Alb 高値（HR＝0.474）
長期入院（HR＝1.012）
スコア 5 点以上（HR＝0.250）

図9 シンプル GDMT スコアと予後との関連（文献 23 より）

シンプル GDMT スコアを使って 再入院症例の GDMT への介入を

　このシンプル GDMT スコアですが、ほかにも使いどころがあります。それは心不全の再入院症例になります。再入院症例は初発の心不全症例に比べてその予後が悪いことはよく知られています[24]。このような再入院してきてしまった症例に対して何かしらの介入を行わないと、さらなる再入院をしてしまいます。PCI やアブレーション、CRT など非薬物療法の追加を行うことも検討しますが、最初に介入を行うべきところはやはり GDMT への介入ではないでしょうか。

　ここでシンプル GDMT スコアの出番です。再入院症例は入院時よりある程度の GDMT が入っている人が多いと思います。そこで、このスコアを用いて GDMT の見直しを行います。実際、入院時のシンプル GDMT スコアと比べて退院時のスコアが 1 点でも上がっていればさらなる再入院が少なかったということを報告しました[25]。心不全再入院という大きなイベントの際にスコアガイドに GDMT への介入を行うことは非常に重要です。

　ひとりの心不全患者さんを入院から外来まで長い期間診ていく中で、何となく do 処方を続けていくのではなく、節目節目で現在の GDMT が至適であるかどうかを見直すためのツール、すなわち clinical inertia を回避するためのツールとして、このシンプル GDMT スコアが役立つのではないかと期待しています。

CASE

この患者さんの GDMT を見直してみよう！

62 歳、男性
1 年前にうっ血性心不全で入院、その後、外来に通院中

バイタルサイン

血圧：132/78mmHg、脈拍：82/min、整、SpO₂ 99％（room air）

身体所見

眼瞼結膜：貧血なし、眼球結膜：黄染なし

頚静脈怒張：なし

心音：S1 → S2 → S3 － S4 －、心雑音なし

肺音：肺雑音なし

下腿浮腫：なし、末梢冷感：なし

心不全サマリー

NYHA I、EF ＝ 38％　心不全の原因疾患：高血圧性心臓病

eGFR ＝ 65mL/min/1.73m²、血清 K ＝ 3.8mEq/L

心不全に対する GDMT

エナラプリル 2.5mg

ビソプロロール 1.25mg

ダパグリフロジン 10mg

アムロジピン 5mg

　この患者さんの GDMT の見直しをしたいと思います。

　まず、この患者さんのシンプル GDMT スコアを計算すると、エナラプリル 2.5mg（1 点）＋ビソプロロール（1 点）＋ダパグリフロジン（2 点）＝ 4 点となり、まだ GDMT の実装としては不十分と言えます。EF もまだ 38％と、HFrEF のままです。では、どう GDMT を見直していきましょうか。

　腎機能も問題なく、血清カリウム値もやや低めであることより、MRA を追加するチャンスと言えます。スピロノラクトン 25mg を追加しましょう。これで GDMT スコアは 6 点になります。

　次に注目したいのは、RAS 阻害薬です。この患者さんはもともと高血圧があり、アムロジピンを内服しており、そこにエナラプリルが追加され

ていました。血圧コントロールとしては、この2剤でまずまずのようです
が、エナラプリルをエンレストに変更すれば、アムロジピンを中止するこ
とができそうです。これでFantastic4 も揃いますし、アムロジピンを中
止することで薬剤の数を増やさずに、至適な GDMT を実装することがで
きました。このようなイメージをもちながら、慢性心不全患者さんのある
ポイントで GDMT の見直しを行うことはとても重要です。

内服調整を行わない理由として、「症状もなく安定しているから薬はい
じりたくない」といった意見をよく耳にします。しかし、安定していると
いうことは、血行動態的にも安定しているということですから、RAS 阻
害薬や β 遮断薬の導入や増量はむしろ行いやすいはずです。症状もなく安
定しているタイミングは、むしろ「GDMT を見直すチャンス」だと思っ
てください。

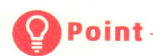 **Point**

● Clinical inertia を防ぐためにシンプル GDMT スコアなどのツールを用いて
常に GDMT の見直しを行う!

引用・参考文献

1) CONSENSUS Trial Study Group. Effects of enalapril on mortality in severe congestive heart failure. Results of the Cooperative North Scandinavian Enalapril Survival Study (CONSENSUS). N Engl J Med. 316, 1987, 1429-35.
2) SOLVD Investigators. Effect of enalapril on survival in patients with reduced left ventricular ejection fractions and congestive heart failure. N Engl J Med. 325, 1991, 293-302.
3) ATLAS Study Group. Comparative effects of low and high doses of the angiotensin-converting enzyme inhibitor, lisinopril, on morbidity and mortality in chronic heart failure. Circulation. 100, 1999, 2312-8.
4) CHARM Investigators and Committees. Effects of candesartan in patients with chronic heart failure and reduced left-ventricular systolic function intolerant to angiotensin-converting-enzyme inhibitors : the CHARM-Alternative trial. Lancet. 362 (9386), 2003, 772-6.
5) CIBIS- II Investigators and Committees. The Cardiac Insufficiency Bisoprolol Study II (CIBIS-II) : a randomised trial. Lancet. 353 (9146), 1999, 9-13.
6) Carvedilol Prospective Randomized Cumulative Survival Study Group. Effect of carvedilol on survival in severe chronic heart failure. N Engl J Med. 344 (22), 2001, 1651-8.
7) Randomized Aldactone Evaluation Study Investigators. The effect of spironolactone on morbidity and mortality in patients with severe heart failure. N Engl J Med. 341 (10), 1999, 709-17.
8) EMPHASIS-HF Study Group. Eplerenone in patients with systolic heart failure and mild

symptoms. N Engl J Med. 364 (1), 2011, 11-21.

9) PARADIGM-HF Investigators and Committees. Angiotensin-neprilysin inhibition versus enalapril in heart failure. N Engl J Med. 371 (11), 2014, 993-1004.

10) EMPEROR-Reduced Trial Investigators. Cardiovascular and Renal Outcomes with Empagliflozin in Heart Failure. N Engl J Med. 383 (15), 2020, 1413-24.

11) DAPA-HF Trial Committees and Investigators. Dapagliflozin in Patients with Heart Failure and Reduced Ejection Fraction. N Engl J Med. 381 (21), 2019, 1995-2008.

12) EMPEROR-Preserved Trial Investigators. Empagliflozin in Heart Failure with a Preserved Ejection Fraction. N Engl J Med. 385 (16), 2021, 1451-61.

13) DELIVER Trial Committees and Investigators. Dapagliflozin in Heart Failure with Mildly Reduced or Preserved Ejection Fraction. N Engl J Med. 387 (12), 2022, 1089-98.

14) ESC Scientific Document Group. 2023 Focused Update of the 2021 ESC Guidelines for the diagnosis and treatment of acute and chronic heart failure. Eur Heart J. 44 (37), 2023, 3627-39.

15) Verbrugge, FH. et al. Heart failure with preserved ejection fraction in patients with normal natriuretic peptide levels is associated with increased morbidity and mortality. Eur Heart J. 43 (20), 2022, 1941-51.

16) Mebazaa, A. et al. Safety, tolerability and efficacy of up-titration of guideline-directed medical therapies for acute heart failure (STRONG-HF) : a multinational, open-label, randomised, trial. Lancet. 400, 2022, 1938–52.

17) Ferreira, JP.et al. Empagliflozin and serum potassium in heart failure : an analysis from EMPEROR-Pooled. Eur Heart J. 43 (31), 2022, 2984–93.

18) Ferreira, JP.et al. Interplay of Mineralocorticoid Receptor Antagonists and Empagliflozin in Heart Failure : EMPEROR-Reduced. J Am Coll Cardiol. 77 (11), 2021, 1397-1407.

19) Matsukawa, R. et al. Early Initiation of Sodium-Glucose Cotransporter 2 Inhibitor Leads to a Shorter Hospital Stay in Patients With Acute Decompensated Heart Failure. Circ Rep. 5 (5), 2023, 187-97.

20) Greene, SJ. et al. Medical Therapy for Heart Failure With Reduced Ejection Fraction : The CHAMP-HF Registry. J Am Coll Cardiol. 72 (4), 2018, 351-66.

21) Savarese, G. et al. Heart Failure Drug Treatment-Inertia, Titration, and Discontinuation : A Multinational Observational Study (EVOLUTION HF). JACC Heart Fail. 11 (1), 2023, 1-14.

22) Heart Failure Long-Term Registry Investigators Group. Unravelling the interplay between hyperkalaemia, renin-angiotensin-aldosterone inhibitor use and clinical outcomes. Data from 9222 chronic heart failure patients of the ESC-HFA-EORP Heart Failure Long-Term Registry. Eur J Heart Fail. 22 (8), 2020, 1378-89.

23) Matsukawa, R. et al. A scoring evaluation for the practical introduction of guideline-directed medical therapy in heart failure patients. ESC Heart Fail. 10 (6), 2023, 3352-63. doi : 10.1002/ehf2.14524.

24) Soko Setoguchi et al. Repeated hospitalizations predict mortality in the community population with heart failure. Am Heart J. 154, 2007, 260-6.

25) Matsukawa, R. et al. Optimizing Guideline-directed medical therapy during hospitalization improves prognosis in patients with worsening heart failure requiring readmissions. Circ J. 2024, doi:10.1253/circj.CJ-24-0265.

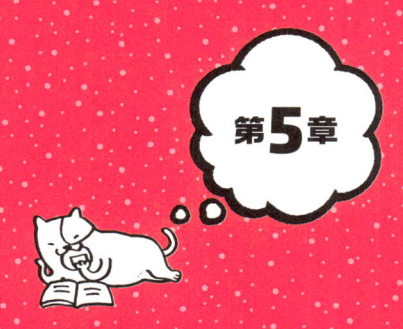

第5章

非薬物治療も
見逃せない！

弁膜症に対する経カテーテルアプローチ、外科手術だけが選択肢じゃない！

　構造的心疾患（SHD：structural heart disease）の中でも弁膜症は、心不全の原因疾患として重要であり、薬物治療のみではその根本的治療とならず、弁膜症そのものに対するアプローチが必要となります。大動脈弁狭窄症や大動脈弁閉鎖不全症に対しては外科的大動脈弁置換術（SAVR：surgical aortic valve replacement）が、僧帽弁狭窄症や僧帽弁閉鎖不全症に対しては外科的僧帽弁置換術や僧帽弁形成術が唯一の根治手術でした。

TAVI (transcatheter aortic valve implantation)

　高齢社会となり、加齢が一番のリスク因子である大動脈弁狭窄症（AS：aortic stenosis）による高齢心不全が増加してきました。そのような時代に、これまでは高齢という理由で手術を受けることができなかった患者層に対しての治療法として登場したのがTAVIで、カテーテルで行う大動脈弁置換術ということになります 図1 。これまで年齢的にSAVRを受けられなかった患者層における大動脈弁狭窄症に対する介入が可能となりました。現在では、すべての症候性の大動脈弁狭窄症に対して適応が広がっていますが、その決定にはフレイル、併存症の程度、解剖学的条件などを外科と内科で構成されるハートチームで総合的に協議を行って、その適応を決定します。国内のガイドライン[1]では、おおまかに75歳未満はSAVR、80歳以上はTAVIと年齢によってその推奨を定義しています。

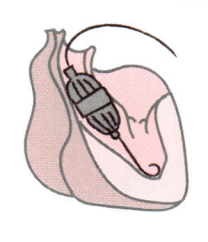

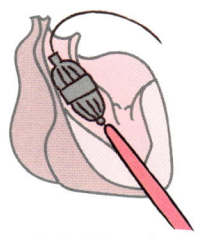

TAVI

経大腿動脈アプローチ　　経心尖部アプローチ

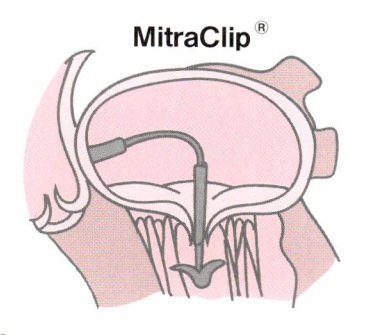

MitraClip®

図1 弁膜症に対する経カテーテルアプローチ

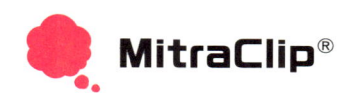
MitraClip®

　大動脈弁狭窄症以外に、現時点でもう1つ経カテーテルアプローチによって介入が可能な疾患が僧帽弁閉鎖不全症（MR：mitral regurgitation）になります。僧帽弁閉鎖不全症の中でも、僧帽弁自体や腱索などに構造的異常がない、いわゆる機能性（二次性）僧帽弁閉鎖不全症（FMR：functional MR）がその適応となります。では、FMRはどのように起きるのでしょうか。まずは心機能が低下し、左室が拡大します。すると、弁尖が心尖部方向に引っ張られるようになってしまいます（テザリング）。結果、弁尖の接合が合わなくなり（接合不全；coaptation failure）、MRが発生してしまいます。このような心室性のFMRと、もう1つFMRの機序が考えられています。その原因となるのは心房細動です。心房細動による左房負荷が原因となり、僧帽弁輪が拡大することにより、MRが生じる心房性FMR（AFMR：atrial FMR）が注目されています **図2**。

　このようなFMRに対して、有効な治療として登場したのが経カテーテル的僧帽弁接合不全修復術（MitraClip®）です。TAVIと決定的に違うのは、根治治療ではなく、MRを制御することで心不全増悪を抑制するという治療になります。COAPT試験[2]では、MitraClip®群で2年の心不全入院や死亡率を有意に下げることが報告されています。

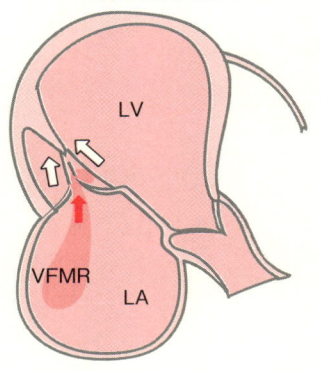

心室性 FMR

LV

VFMR

LA

左室が拡大して、弁尖が心
尖部方向に引っ張られる
（白矢印部分）

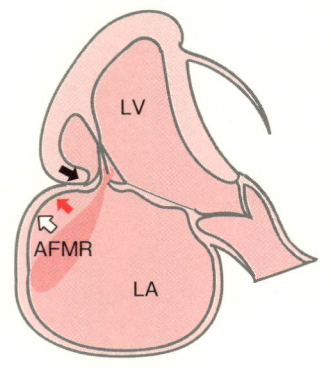

心房性 FMR

LV

AFMR

LA

心房細動による左房負荷が
原因となり、僧帽弁輪が拡
大する（黒矢印部分）

図2 機能性僧帽弁閉鎖不全症の発症機序

Point

● 外科的な介入を行うか、TAVI や MitraClip® を行うかはハートチームでの
ディスカッションが必須！

虚血性心筋症に対する PCIって意味がないの！？

虚血性心筋症とは

　まず、虚血性心筋症とは何でしょうか。定義は「冠動脈疾患に続発して生じる心機能障害」であり、状態としては「冠動脈の責任病変以外の部位も全周性に壁運動低下を呈している状態」で、原因としては「心筋梗塞後や多枝病変による心機能低下」となります。虚血による myocardial stunning（気絶心筋）、hibernating myocardium（冬眠心筋）、myocardial scar（心筋壊死による組織の瘢痕化）のいずれかにより心機能は低下してしまいます **図3** [3]。気絶心筋から冬眠心筋へと徐々に心筋の線維化は進行していき、心機能は進行性に低下していきます [4]。虚血性心筋症の予後は、非虚血性心筋症に比べて非常に悪いことも知られています [5, 6]。PCI（経皮的冠動脈形成術）は、そんな虚血を解除するための治療法の１つになります。

虚血性心筋症の治療コンセプト

　虚血性心筋症の治療のコンセプトは、大きく３つになります。
①心筋への酸素供給を増やす
②心筋酸素消費量を減らす
③リバースリモデリング
　これらをターゲットとした治療を行うことになります **図4**。

Myocardial stunning	Hibernating myocardium	Myocardial scar
・突然発症の急激な虚血 ・安静時の心筋血流維持 　冠血流予備能低下 ・微細構造変化（−） ・収縮予備能は維持 　代謝能は維持	・繰り返される虚血 ・安静時の心筋血流低下 　冠血流予備能低下 ・微細構造変化（＋） ・可逆的な収縮能低下 　代謝能は維持 ・数カ月で機能回復	・長期間の持続する虚血 ・極端な冠血流予備能の 　低下 ・心筋の壊死 ・代謝の完全な消失 ・機能回復は見込めない

図3 心筋虚血の種類（文献3より改変）

心筋への酸素供給を増やす	心筋酸素消費量を減らす	Reverse remodeling
・虚血の解除 　インターベンション ・冠動脈内皮機能の改善 　スタチン 　β 遮断薬 　RAS 阻害薬	・心筋の仕事量を減らす 　心拍数を下げる 　　β 遮断薬、イバブラジン 　収縮力を下げる 　　β 遮断薬 ・後負荷を減らす 　RAS 阻害薬	RAS 阻害薬 β 遮断薬 MRA

図4 虚血性心筋症の治療

　心筋への酸素供給を増やすためには、インターベンションにより虚血を解除する and/or スタチンや、β 遮断薬、RAS 阻害薬により冠動脈の内皮機能を改善させることになります。

　では、心筋酸素消費量を減らすためには、どうしたらいいでしょうか。1つは、心筋の仕事量自体を減らしてあげることです。β 遮断薬やイバブラジンにより心拍数を下げるか、β 遮断薬により心筋の収縮力を下げることにより仕事量を減らすことができます。また、RAS 阻害薬などにより、後負荷を下げることでも心筋の酸素消費量を減らすことにつながることに

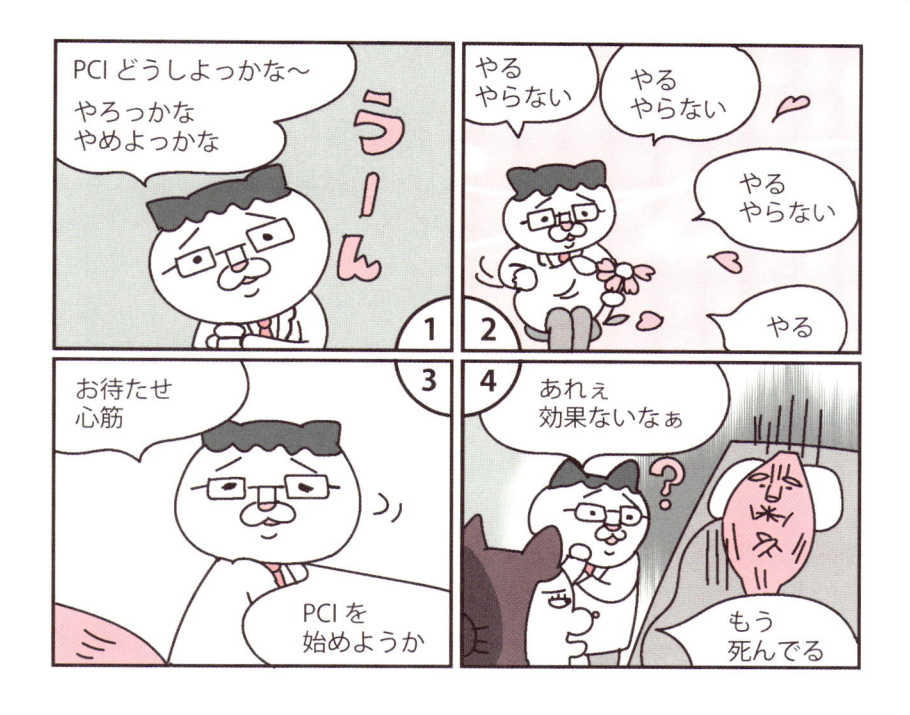

なります。

　最後に、リバースリモデリングを狙うためには、RAS阻害薬、MRA、β遮断薬などの薬物療法が重要になります。つまり、心不全に対するGDMTを導入すること、および虚血解除のためのインターベンションを行うことが、虚血性心筋症に対する治療になります。

 PCIの有効性

　低心機能症例に対して薬物療法と薬物療法＋CABG（冠動脈バイパス術）を比較したSTICH試験では、その長期成績報告[7]で、CABG併用が有意に死亡率を低下させたとの報告があり、やはり虚血性心筋症に対する薬物療法＋インターベンションは有効であることが示されたわけです。

　そのような背景があり、最近、薬物療法単独と薬物療法＋PCIの併用

療法を比較した REVIVED-BCIS2 試験[8] が行われました。誰もが STICH 試験のような positive な結果を予想していたのですが、結果は、両群間で 2 年間の予後（全死亡＋心不全入院）は同等であるという驚くべきものでした。まだ長期成績に関しては不明ではあるものの、現時点では低心機能症例に対する PCI が有効であるとエビデンス上では言えない状況にあります。

　しかし、実臨床では PCI が有効な虚血性心筋症の症例をよく経験します。今回の REVIVED-BCIS2 試験の結果だけから、虚血性心筋症による心不全に対する PCI を完全に否定するわけではなく、症例ごとに慎重に考える必要があるのだと思います。

CASE

76 歳、男性
2 日ほど前から労作時の息切れを自覚していた。自宅で、トイレ後に突然の呼吸苦を自覚し、緊急搬送となった。
来院時の BNP は 810.7pg/mL、NYHA 4 の状態で、エコーでは EF ＝ 39％と低下しており、心不全加療を開始し、落ち着いた時点で冠動脈造影を行ったところ、Seg1～2…75％、Seg3…99％、Seg6…75％、Seg7…90％、Seg13～14…99％と重症 3 枝病変を認めた **図5**。

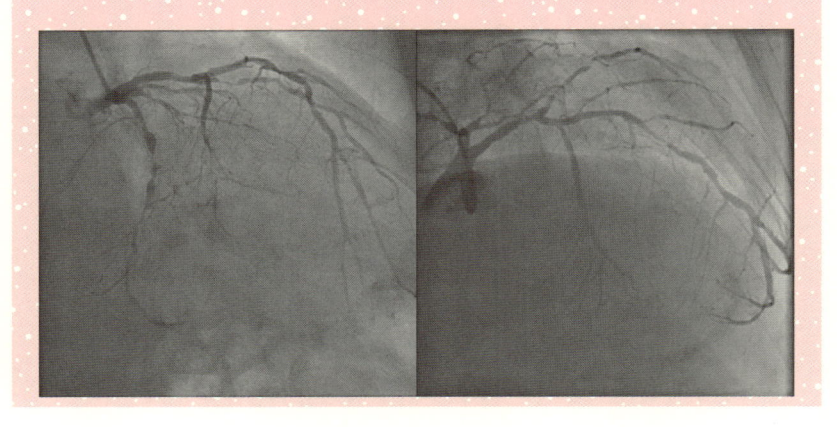

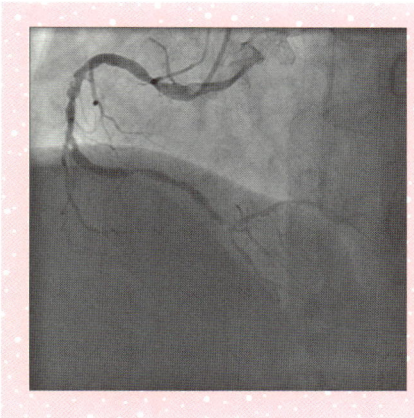

3VD：Seg1〜2…75%、Seg3…99%、Seg6…75%、Seg7…90%、Seg13〜14…99%

図5 冠動脈造影画像

　本人および家族と CABG を含めた治療方法を相談した結果、PCI を希望されたため、心不全入院中に左回旋枝、右冠動脈に対して待期的 PCI を行い、いったん退院とし、その後、再入院の上、左前下行枝に対する待期的 PCI を行い、完全血行再建を行いました。その後は心不全再増悪もなく、およそ5カ月後のエコーでは、心機能は38％から63％まで改善、左室拡張期径も 53mm から 39mm と著明なリバースリモデリングを達成することができました **図6**。

　虚血が長引き、心筋の線維化が進んでしまうと、薬物療法の効果も減弱してしまいます。例えば、心筋梗塞に対する ARNI の効果を見た PARADISE-MI 試験において、ARNI はその予後を改善させることはできませんでした。しかし、この試験において、先行して PCI が行われている群では、ARNI 群でその予後改善効果が認められています[9]。つまり、PCI により血行再建を行うことは、線維化の進んでいない「生きた」心筋を多く残すことができることになります。その結果、薬物療法の効果が出たのではないかと考えられます。さすがに壊死した心筋には薬剤も届かないわけです。この症例においても、PCI による完全血行再建が、薬物療法によるリバースリモデリングを起こしやすくしたものと考えても良いのかもしれません。このような症例を経験することも多く、虚血性心筋症に対

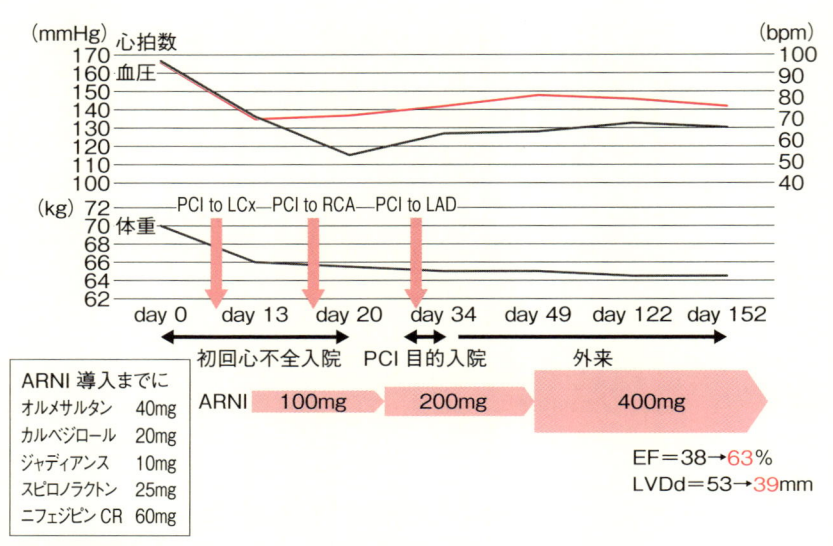

図6 治療経過

する PCI の役割がなくなることにはならないと思われます。

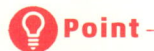 **Point**

● 心不全の原因が虚血と判断できれば、血行再建を躊躇しない！

心房細動合併心不全に対するカテーテルアブレーションはもう常識！？

心房細動と心不全の関係

"AF begets HF, HF begets AF" という言葉もあるように、心房細動と心不全は密接に関連しており、心不全になると心房細動を発症しやすくなり[10]、心不全が重症化するほど心房細動の合併率は高くなります[11]。心不全の重症化や心房細動の発症には、いずれにも交感神経活性化や RAS 系の活性化が関与してきます。心房筋の圧上昇や伸展が起こることで心房筋の不応期の短縮、撃発活動（triggered activity）の亢進、心房筋の線維化が進行することなどが "HF begets AF" に関係してきます。

一方、"AF begets HF" の理由としては、大きく2つあります。1つは頻脈によるものと、もう1つは心房収縮（atrial kick）の消失によるものです。頻脈になると心室の拡張時間が短くなってしまうことで、有効な心拍出量が担保できなくなってしまいます。また、長時間頻脈が続くと、いわゆる頻脈誘発性心筋症（TIC：tachycardia induced cardiomyopathy）となり、心不全の原因となってしまいます。

一方、atrial kick は心拍出量の 20～30％に寄与しており、atrial kick が消失してしまうことで心拍出量の低下につながってしまいます。さらに心房細動により心拍の規則性が失われることも、心拍出量の低下につながります。これらを考えると、心房細動が合併した心不全は血行動態的にも非常に不利な状況にあるので、心不全患者さんはできるだけ洞調律であることが望ましいと言えます。

カテーテルアブレーションによる
リズムコントロール

　これまでに AFFIRM 試験[12]、RACE 試験[13]、J-RYHYTHM 試験[14] などの薬物療法によるリズムコントロールとレートコントロールを比較した試験では、薬物療法によるリズムコントロールの有用性は示されませんでした。その結果を受けて、しばらく心不全患者さんであっても、心房細動に対するリズムコントロールは積極的に行われない時代が続きました。

　一方、カテーテルアブレーションの技術的な進歩とともに、その有効性と安全性が確立されるようになりました。そんな中、EF が低下した心房細動合併心不全患者さんに対するカテーテルアブレーションが EF を改善させるというデータがいくつか報告されるようになり、カテーテルアブレーションによるリズムコントロールへの期待が高まっていました。そんな中、CASTLE-AF 試験[15] が報告されました。EF35％以下の心不全患者さんにおいて、カテーテルアブレーションによるリズムコントロールが、全死亡および心不全増悪による入院の一次エンドポイントを有意に低下させたことが示されました **図7**[15]。

　これらの結果から、アブレーションによるリズムコントロールは、心房細動合併心不全の予後を改善させる治療戦略として確立したものとなりました。さらにカテーテルアブレーションは、技術的な面でもクライオバルーンをはじめとしたモダリティの選択肢も広がり、術時間が短縮され安全性が高くなっています。現在では、心房細動合併心不全に対する治療戦略として、カテーテルアブレーションによるリズムコントロールは欠かせないものになったと言えます。

🔍 Point

- 心不全に心房細動が合併するのは血行動態的に絶対不利。可能であれば洞調律復帰を目指したい！

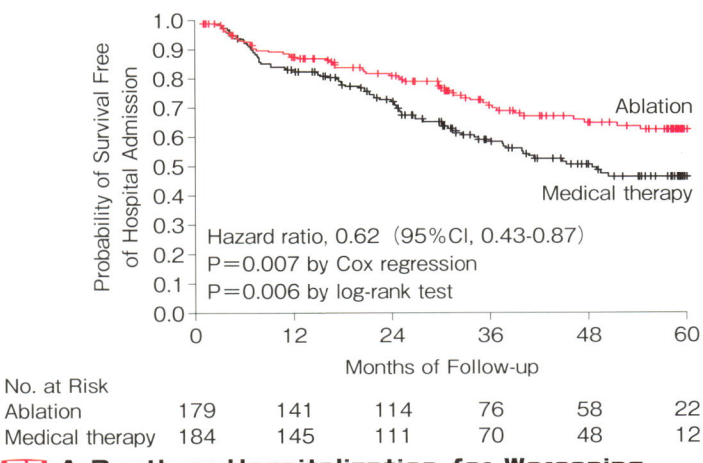

 A Death or Hospitalization for Worsening Heart Failure（文献 15 より）

CRTってどんな患者さんに導入を考える？

心不全の原因の1つとして、心室内伝導障害があります。その中でも左脚ブロックがあると、左室収縮にずれが生じます。非同期性（dyssynchrony）と呼ばれ、有効な心拍出量を確保できなくなります。

そのような心不全症例に対する治療が、心室再同期療法（CRT：cardiac resynchronization therapy）になります。右房／右室リードに加え、冠静脈洞内に左室リードを追加することで、両心室ペーシングを行います。両心室からのペーシングを行うことで dyssynchrony が解消され、結果、QRS 幅も縮小し、有効な心拍出量を担保することにつながります。

 CRT の適応

CRT の適応はまず、最適な薬物療法が行われているということが前提となっています。『急性・慢性心不全診療ガイドライン』[16] における、class Ⅰ の適応は、①最適な薬物治療、②LVEF ≦ 35%（NYHA3〜4）、≦ 30%（NYHA2）、③左脚ブロック、QRS 幅 120ms 以上（NYHA3〜4）、150ms 以上（NYHA2）、④洞調律、のすべてを満たす患者さんとなっています。さらに class Ⅱa として、LVEF ＜ 50% でペースメーカーや ICD の適応となる患者さんで、高頻度に心室ペーシングに依存することが予想される場合とあります。この対象となるのは、主に房室ブロックの患者さんになるかと思います。

 ## CRTの適応拡大

　そんな中、EF＜50％の房室ブロック症例に対して、右室心尖部ペーシングを行うか、CRTを行うかを比較したBLOCK-HF試験[17]が行われました。この試験において、EF＜50％の房室ブロック患者さんにおいては全死亡、心不全増悪による緊急受診、左室収縮末期容量係数の15％以上の増加からなる主要エンドポイントにおいて、CRTでその発生率の有意な低下が報告されました 図8 [17]。この結果をもとに、2022年よりCRTの適応が、EF＜50％の房室ブロックの患者さんにまで拡大されました。日本でのCRT導入はこれまで少なく、過小適応が問題となっていましたが、この適応拡大により、本来CRTが必要である患者さんをちゃんと選別することが、これまで以上に求められるようになっています。

💡**Point**

● これまでより CRT の適応になる症例は多くなる。CRT の適応となる症例を
　見逃さないことが大事！

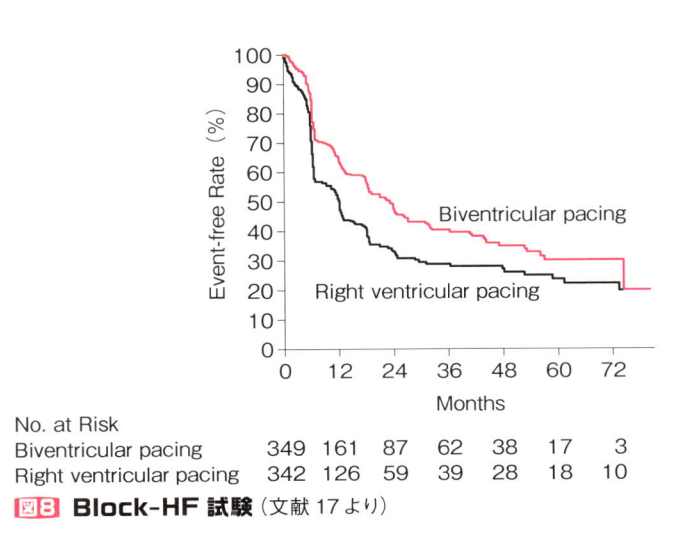

図8 **Block-HF 試験**（文献 17 より）

これからは Fantastic5？ 心不全増悪早期発見のための外来心リハ

　心不全における心臓リハビリテーション（心リハ）の有効性は、数多くの報告があり、すでに確立したものであることは言うまでもありません。運動療法の効果は心臓に対してだけではなく、骨格筋機能の改善によるところが大きく、骨格筋機能が改善していると、同じ運動を行った場合に心機能が低下したままでも、これまでと比べ心臓にかかる負荷は小さくなります。その結果として、運動耐容能は改善していきます。心不全における心リハは、薬物療法と同等以上の効果をもつ非常に大事な治療の1つです。心不全の薬物療法では、Fantastic4 という言葉が浸透していますが、これに心リハを加えた Fantastic5 というワードも生まれてきています[18]。

　心リハは運動療法のみではなく、栄養指導や生活指導、カウンセリングなどを多職種で行う疾患管理プログラムと位置付けられています。この考え方はとても重要です。心リハは実は、多職種で介入する絶好の場所を提供しているのです。心リハを行うときは、個別リハだけでなく、集団リハも行います。心リハを行いながら、理学療法士だけでなく、看護師、栄養士や薬剤師など多職種で介入していきます。運動しながら栄養指導を行ったり、薬剤指導を行ったりすることもできます。さらには、運動中の雑談の中から、さまざまな患者背景に関する情報を集めることもできます。

　もう1つ重要な点として、外来心リハは患者さんを close follow することと同義になるということです。外来通院は、安定していれば1〜数カ月に1回の頻度になると思います。しかし、外来リハなどで週1回通院してもらえると、小さな変化に気づく可能性が高くなります。外来心リハでは、必ず簡単な問診やバイタル / 体重測定は行います。その中で、心不全増悪

を発見できることもあります。例えば、外来心リハに来た患者さんに少し下腿浮腫があり、体重も少し増加していたとします。そこで外来主治医へ連絡し、利尿薬の追加などを行うことができれば、心不全増悪に早期に対応し、入院を回避することができるかもしれません。外来心リハは、プチ外来としても機能してくれます。

　また、心不全増悪を早期発見することにおいて、運動をしてもらうことはとても役に立ちます。心不全の症状は、運動時に最初に現れてきます。なので、外来であまり動いていない患者さんに「労作時の息切れはないか」という問診をしても、「どうもない」と答えが返ってくることがほとんどです。しかし、外来心リハで運動をしてもらって、「明らかに先週と比べ軽い負荷で息切れが出現しているな」ということに気づくと、そこで心不全増悪を疑うことになります。そこで身体診察や検査を追加することで、心不全増悪の早期発見につながる可能性もあります。

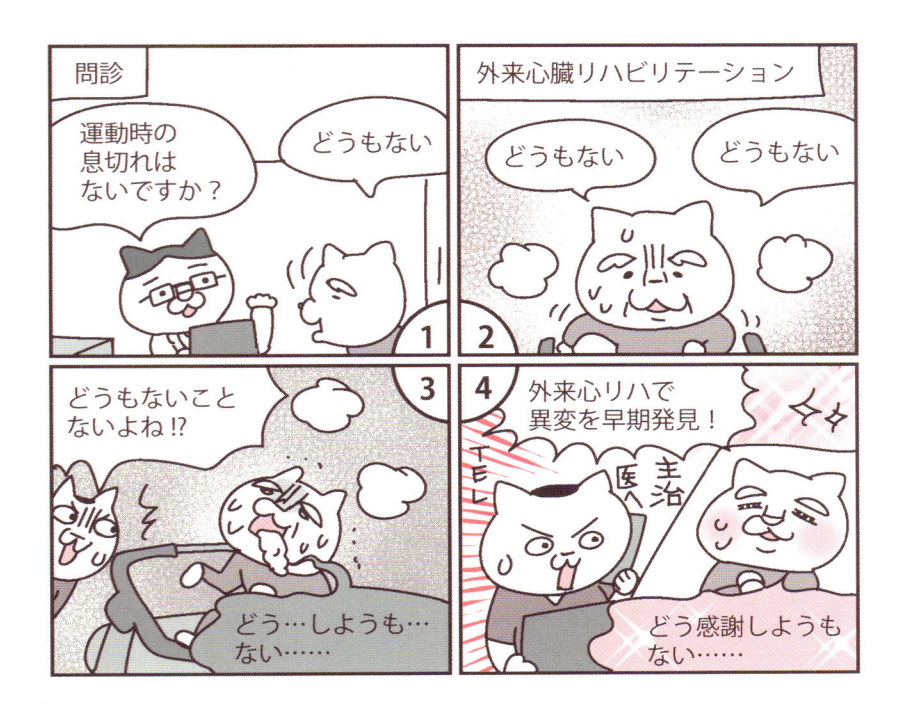

心リハは運動療法の効果だけでなく、多職種介入を行う絶好の場を提供し、心不全増悪を早期発見する機会を提供する、非常に重要な役割をもっています。

💡 **Point**

● **心リハは運動だけじゃない！　多職種介入を行う絶好の場を提供する機会になる！**

6 MCS を躊躇しない！

最後に、MCS（mechanical circulatory support）について少しだけ触れます。適応は、とにかく心原性ショックを伴う場合になります。ショックの分類としては、SCAI 分類が有名です 表1 [19]。SCAI 分類にある所見に注目し、MCS が必要かどうか判断します。血圧低下ばかりに注目がいきがちですが、重要なのは末梢冷感、脈圧の低下、心拍数の上昇、不穏です。初期治療を開始しても、脈圧低下が改善しない、乳酸値が低下してこない、心拍数が上がってきているなどがあるようであれば、MCS の導入を考えます。導入が遅くなればなるほど血行動態の維持が困難になりますし、予後も悪くなります。MCS について、詳細な解説は成書を参考にしていただいて、簡潔にそれぞれのデバイスについて触れたいと思います。

 ## IABP

大動脈バルーンパンピング（IABP：intra aortic balloon pumping）は、拡張期にバルーンを拡張させることで拡張期圧を上げ、冠動脈の血流を増やします。心不全においては、心筋酸素需要の増加により冠動脈に狭窄がなくても、相対的虚血に陥っています。IABP により、相対的虚血の改善が見込まれます。また、IABP は収縮期に合わせてバルーンを収縮させることで、後負荷を減らします。これらの作用により心不全における血行動態の改善につながりますが、あくまで圧補助なので、血圧が維持できていない場合には効果が小さくなります。禁忌は、重症大動脈弁閉鎖不全症や大動脈瘤、大動脈解離などがある場合です。

表1 SCAI 分類

	Stage	定義	身体所見	バイオマーカー	血行動態
A	At risk	ショックのリスク	身体所見正常 精神状態正常	乳酸正常 腎機能正常	血圧正常 CI ≧ 2.5 CVP < 10 $S\bar{v}O_2$ ≧ 65%
B	Beginning	低灌流の所見のない低血圧・頻脈	頚静脈圧上昇 ラ音聴取 精神状態正常	乳酸正常 BNP 上昇 腎機能障害	sBP < 90 or MAP < 60 or > 30mmHg の低下 HR ≧ 100 CI ≧ 2.2 $S\bar{v}O_2$ ≧ 65%
C	Classic	低灌流の所見あり	NPPV 以上のサポートが必要 尿量低下（30mL/h 以下） 末梢冷感 不穏	乳酸 ≧ 2 腎機能障害（Cr2 倍 or eGFR > 50% 低下） 肝機能障害 BNP 上昇	sBP < 90 or MAP < 60 or > 30mmHg の低下（薬剤やデバイス使用下で） CI < 2.2 PCWP > 15 RAP/PCWP ≧ 0.8 PAPI ≦ 0.6 Cardiac power output ≦ 0.6
D	Deteriorating/doom	増悪している	C と同様	C から増悪	補助循環装置使用したうえで C の状態
E	Extremis	心停止	脈拍触知不可	pH ≦ 7.2 乳酸 ≧ 5	最大限のサポート下で血圧維持困難

（文献 19 より改変）

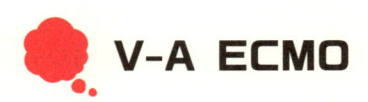 V-A ECMO

　V-A ECMO（veno-arterial extracorporeal membrane oxygenation）は、人工肺とポンプを用いた補助循環装置で、血行動態を維持できなくなった場合の最後の砦です。大腿動静脈からカニュレーションし、右房から脱血し、大腿動脈から送血します。基本的に心臓に対する負荷を軽減する作用はなく、むしろ心臓に対しては、後負荷が増加することになります。

下肢阻血に注意が必要で、大腿動脈穿刺部位より末梢へ 4Fr のシースを順行性に挿入し、下肢の血流を維持するようにします（「逆刺し」と呼んだりします）。

　また、ECMO による後負荷増大は、心臓にとって非常に大きなハンディキャップになります。ですので、IABP もしくは後述する IMPELLA との併用を、常に考慮する必要があります。また、出血性合併症の頻度も多く、血行動態が改善した段階で、速やかに離脱を検討する必要があります。

 ## IMPELLA

　IMPELLA は、ピッグテールタイプのカテーテルを左室内に留置し、左室から血液をくみ出し、大動脈から全身に送り出す補助循環装置になります。

　IMPELLA の最大の特徴は、流量補助を行うとともに、左室から脱血することで左室内圧を低下させる（unloading）ことができることです。適応は、心原性ショックを伴う急性心筋梗塞、内科的治療抵抗性の急性左心不全における心原性ショックで、急性心筋炎などは良い適応になります。低左心機能患者に V-A ECMO が必要な場合に、これまでは後負荷軽減のために IABP を併用していましたが、V-A ECMO と IMPELLA の併用（ECPELLA）は非常に有効な手段の 1 つになります。

　施設によって、どの補助循環装置が使用できるかは変わってきます。自分の施設で使える補助循環装置の特徴を理解し、いずれのデバイスにおいても、必要であると判断した場合、使用することを躊躇しないことが非常に重要です。

 Point

● ヤバい！と思ったら MCS を躊躇しない！

引用・参考文献

1) 日本循環器学会. 2020 年改訂版弁膜症治療のガイドライン. https://www.j-circ.or.jp/cms/wp-content/uploads/2020/04/JCS2020_Izumi_Eishi.pdf (2024 年 3 月閲覧)

2) Stone, GW. et al. Transcatheter Mitral-Valve Repair in Patients with Heart Failure. N Engl J Med. 379 (24), 2018, 2307-18.

3) Cabac-Pogorevici, I. et al. Ischaemic cardiomyopathy. Pathophysiological insights, diagnostic management and the roles of revascularisation and device treatment. Gaps and dilemmas in the era of advanced technology. Eur J Heart Fail. 22 (5), 2020, 789-99.

4) Schuster, A. et al. Imaging in the management of ischemic cardiomyopathy : special focus on magnetic resonance. J Am Coll Cardiol. 59, 2012, 359-70.

5) Frazier, CG. et al. Associations of gender and etiology with outcomes in heart failure with systolic dysfunction : a pooled analysis of 5 randomized control trials. J Am Coll Cardiol. 49, 2006, 1450-8.

6) Lee, YH. et al. Different left ventricular remodelling patterns and clinical outcomes between non-ischaemic and ischaemic aetiologies in heart failure patients receiving sacubitril/valsartan treatment. Eur Heart J-Cardiovasc Pharmacother. 8 (2), 2022, 118-29.

7) Panza, JA. et al. Myocardial Viability and Long-Term Outcomes in Ischemic Cardiomyopathy. N Engl J Med. 381 (8), 2019, 739-48.

8) Perera, D. et al. Percutaneous Revascularization for Ischemic Left Ventricular Dysfunction. N Engl J Med. 387 (15), 2022, 1351-60.

9) Pfeffer, MA. et al. Angiotensin Receptor-Neprilysin Inhibition in Acute Myocardial Infarction. N Engl J Med. 385 (20), 2021, 1845-55.

10) Benjamin, EJ. et al. Independent risk factors for atrial fibrillation in a population-based cohort : The Framingham Heart Study. JAMA. 271 (11), 1994, 840-4.

11) 三田村秀雄. 心不全に伴う心房細動の治療戦略. 心電図. 31 (4), 2011, 346-55.

12) Wyse, DG. et al. A comparison of rate control and rhythm control in patients with atrial fibrillation. N Engl J Med. 347 (23), 2002, 1825-33.

13) Van Gelder, IC. et al. A comparison of rate control and rhythm control in patients with recurrent persistent atrial fibrillation. N Engl J Med. 347 (23), 2002, 1834-40.

14) Yamashita, T. et al. Investigation of the optimal treatment strategy for atrial fibrillation in Japan. Circ J. 67 (9), 2003, 738-41.

15) Marrouche, NF. et al. Catheter Ablation for Atrial Fibrillation with Heart Failure. N Engl J Med. 378 (5), 2018, 417-27.

16) 日本循環器学会. 急性・慢性心不全診療ガイドライン (2017 年改訂版). https://www.j-circ.or.jp/cms/wp-content/uploads/2017/06/JCS2017_tsutsui_h.pdf (2024 年 3 月閲覧)

17) Curtis, AB. et al. Biventricular Pacing for Atrioventricular Block and Systolic Dysfunction. N Engl J Med. 368 (17), 2013, 1585-93.

18) Taylor, RS. et al. Cardiac rehabilitation for heart failure : "Cinderella" or evidence-based pillar of care?. Eur Heart J. 44 (17), 2023, 1511-8.

19) Baran, DA. et al. SCAI clinical expert consensus statement on the classification of cardiogenic shock : This document was endorsed by the American College of Cardiology (ACC), the American Heart Association (AHA), the Society of Critical Care Medicine (SCCM), and the Society of Thoracic Surgeons (STS) in April 2019. Catheter Cardiovasc Interv. 94 (1), 2019, 29-37.

第6章

心不全の
トータルマネジメント
～チームで心不全を
診る！　心不全は併存
症もしっかりと管理
する！～

1 心不全の併存症を しっかりと管理する！

　心不全は高齢者に多いこともあり、多くの併存症を合併します。心不全を管理していくうえで、併存症も克服することは非常に重要で、心不全の病態と密接に関わってくる併存症も多くあります。ここでは、心不全の併存症の管理について見ていきたいと思います。

CKD（chronic kidney disease； 慢性腎臓病）

　そもそも心不全症例では、多くの症例で腎機能低下を合併しています。腎機能低下は、心不全の重要な予後規定因子にもなっています[1]。また、逆に CKD 患者においても、心不全はその死亡原因として頻度が高く、お互いが密接な関係にあり、このことを心腎連関（cardio-renal syndrome）と呼びます。

　心不全患者の CKD を管理していくうえでのポイントは、やはり利尿薬をいかにコントロールできるかだと思います。どうしても腎機能が低下してくるとともにループ利尿薬の使用量は増えてきて、さらなる腎機能低下を招きます。水利尿薬であるトルバプタンを使用することで、CKD ステージ 3〜4 でのフロセミドの使用量が減らせたとの報告があります[2]。また、ARNI や SGLT2 阻害薬に関しても、その利尿作用によりフロセミドの使用量が減らせることは実臨床においてよく経験します。そもそも ARNI や SGLT2 阻害薬は、それぞれ CKD の進行を遅らせる効果もあります。さらに MRA であるフィネレノンは FIGARO-DKD 試験[3] や

FIDERIO-DKD 試験[4]で、2型糖尿病を合併する CKD 患者において、その腎・心血管系のアウトカムを改善することが報告されました。その結果を受けて、「急性および慢性心不全の診断・治療ガイドライン ESC 2023 フォーカスアップデート版」[5]では、2型糖尿病を合併した CKD 患者における心不全入院抑制に対して、SGLT2 阻害薬とフィネレノンは Class I となりました。トルバプタンや ARNI、SGLT2 阻害薬、MRA（フィネレノン）を上手く使うことで、ループ利尿薬の使用量を減らすことが心不全患者の CKD 進行を遅らせるポイントかもしれません。

糖尿病

　心不全は糖尿病の独立したリスク因子であり、糖尿病は心不全の独立したリスク因子でもあります。糖尿病合併心不全において、SGLT2 阻害薬は当然第一選択になるわけですが、もはや糖尿病の有無にかかわらず必須の薬剤ですので、他の薬剤について見ていきたいと思います。

　糖尿病合併心不全に対して使ってはいけない薬剤はチアゾリジン系です。体重増加や浮腫を生じるため、心不全患者への投与は禁忌です。その他の薬剤に関してはいろいろな見解があり、心不全症例に絶対使ってはいけないというものはありませんが、高インスリン血症は心不全のリスクであることが知られており[6]、心不全患者の中でもインスリンユーザーは予後が悪いことが知られています[7]。

　糖尿病の治療薬の中で高インスリン血症をきたさないものは、SGLT2 阻害薬とビグアナイド系薬になります。そう考えると、自ずと使う薬剤は決まってきそうですね。しかし GLP-1 作動薬に関しては、最近、肥満合併の HFpEF 患者において心不全症状を改善したとの報告も出てきており[8]、これからのさらなる臨床試験の結果に期待したいところです。

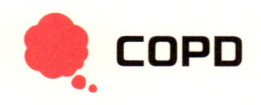
COPD

COPD は、心不全の 20〜30％ に合併します[9]。COPD の治療には、長時間作用型の β_2 刺激薬（LABA）や長時間作用型抗コリン薬（LAMA）が治療のメインになりますが、気になるところは心不全治療薬である β 遮断薬はどうしたらいいのかということかと思います。結論は、LABA や LAMA を使用していても、β 遮断薬を用いたほうが生命予後を改善するということが知られています[10]。心不全に用いられる β 遮断薬は、β_1 選択性のビソプロロールと非選択性のカルベジロールのみですが、1 秒量の低下がカルベジロールでは見られるため[11]、COPD 合併心不全患者に新規に β 遮断薬を開始する場合は、ビソプロロールのほうが良いでしょう。

貧血

CHART-2 研究[12] において、貧血は慢性心不全患者の 35％ 程度に合併しており、その予後は非常に悪いことが報告されています。心不全による貧血の成因としては、アンジオテンシンⅡによる骨髄での赤血球産生抑制、ACE 阻害薬 /ARB による骨髄での赤血球産生抑制、腎障害による腎性貧血（エリスロポエチンの利用能低下）、慢性炎症による骨髄での赤血球産生抑制および機能的鉄欠乏などが考えられています[13]。貧血により、心不全が増悪し、心不全が増悪することで貧血も増悪するといった負のサイクルをきたしてしまいます **図1**[14]。特に、急性心不全の時期に貧血を改善することは、血行動態の改善にも非常に重要です。

また、貧血の原因として、鉄欠乏性貧血の割合が最も多く、貧血の有無にかかわらず、鉄欠乏があると心不全の予後は悪くなることも知られています[15]。なので、心不全患者を診るときには、ぜひスクリーニングで鉄欠乏を調べるようにしましょう。鉄欠乏の指標はトランスフェリン飽和度（TSAT）とフェリチンになります **図2**。TSAT で 20％ 未満、フェリチ

貧血 → 組織の低酸素

血液の粘性低下
NO の利用率増強
組織への酸素運搬能増強
末梢血管拡張

血圧低下

神経体液性因子活性亢進

腎血流低下

塩分・水分貯留
RAAS 系亢進
バゾプレッシン分泌亢進

細胞外液量増加・血液量増加

左室拡大

左室重量増加

心不全増悪
左室リモデリング
心仕事量増大

図1　貧血と心不全の負のサイクル（文献 14 より改変）

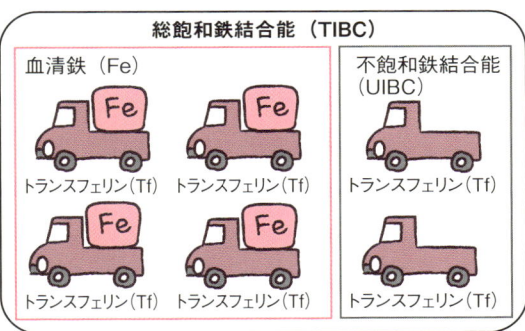
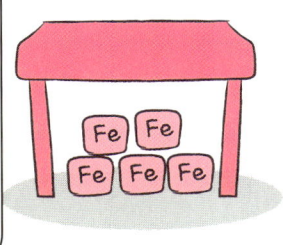

トランスフェリン飽和度 TSAT（%）＝ Fe ÷ TIBC　　フェリチン：貯蔵鉄の量を反映

図2　鉄欠乏の指標

ンで $100\,\mu\mathrm{g/L}$ 未満であれば鉄欠乏ありと判断し、介入を検討します。

　介入は鉄剤の補充になります。経口鉄剤に関しては、IRON-OUT 試

験[16]で慢性心不全患者において運動耐容能を改善せず、現在推奨されていません。一方、静注による鉄剤の補充に関してはFAIR-HF試験[17]、CONFIRM-HF試験[18]において、それぞれEFが40%以下、45%以下の慢性心不全症例においてその運動耐容能を改善したことが報告され、さらにAFFIRM-HF試験[19]においては、EFが50%未満の急性心不全患者において鉄剤の静注が心不全再入院を減少させたことが報告されましたが、HEART-FID試験[20]では、EFが40%以下の慢性心不全患者の予後改善効果は認められませんでした。これらの結果を統合したメタ解析の結果も合わせて「急性および慢性心不全の診断・治療ガイドラインESC 2023フォーカスアップデート版」[5]では、鉄剤の静注はQOLの改善目的にはClass I、心不全再入院抑制目的にはclass IIaとなっています。

　次に、心不全に合併することが多い貧血として腎性貧血があります。前述のCKDと密接に関係してくるわけですが、当然CKDが進行すれば腎性貧血の合併も増えていきます。腎性貧血の治療として確立している治療はESA製剤になりますが、腎性貧血を合併した心不全患者においてはどうでしょうか。EFが40%以下の腎性貧血を合併した慢性心不全患者を対象としたRED-HF試験[21]において、ESA製剤は予後をまったく改善しないことが報告されており、心不全患者におけるESA製剤の有用性は示されていません。一方、新たな腎性貧血に対する治療薬であるHIF-PH阻害薬に関しては、まだ心不全患者における有用性を調べた大規模臨床研究はなく、今後の報告が待たれます。

💡 Point

- 🔴 併存症にもちゃんと介入を行うことが心不全管理を楽にする！
- 🔴 鉄欠乏には鉄剤の静注！

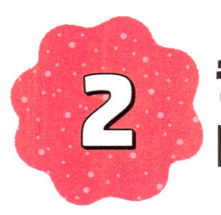

2 多職種チームで心不全に向き合う！

　心不全を診ていくうえで、医師だけでは診断、治療からケアまですべてをひとりで対応することは不可能です。なぜでしょうか？ これは心不全だけに限ったことではないですが、われわれ医師が入院中の患者さんと1日の中で接することができる時間というのはものすごく限られています。外来をしなければいけなかったり、カテーテル検査でカテ室にいたり、生理検査室で運動負荷試験をしていたり、なかなか病棟に一日中張り付いていることは難しいです。心不全においては特にそうですが、刻一刻と患者さんの状態は変化していきますし、そのすべての変化を病棟に張り付いてずっと見張っていることは不可能です。

　さらに「家ではどのように過ごしていたのか？」「薬をちゃんと飲めていたのか？」「食事摂取量はどうだったか？」「家族のサポートはどうか？」「住居環境はどうか？」「これまでの人生観は？」といった患者さんの背景にある大量の情報を把握することも必要ですし、治療としてそこに介入していかなければなりません。こんな大量の情報を入手したり、介入したりすることを、医師だけで到底行えるわけがありません。「心不全は心臓だけを治せば終わりではない、心臓以外の全身も診る必要があるし、さらには患者さんの生活や人生とも向き合っていかなければならない」からこそ、心不全を診ていくうえで、多職種でのチーム医療は欠かせないものであり、その主軸になります。

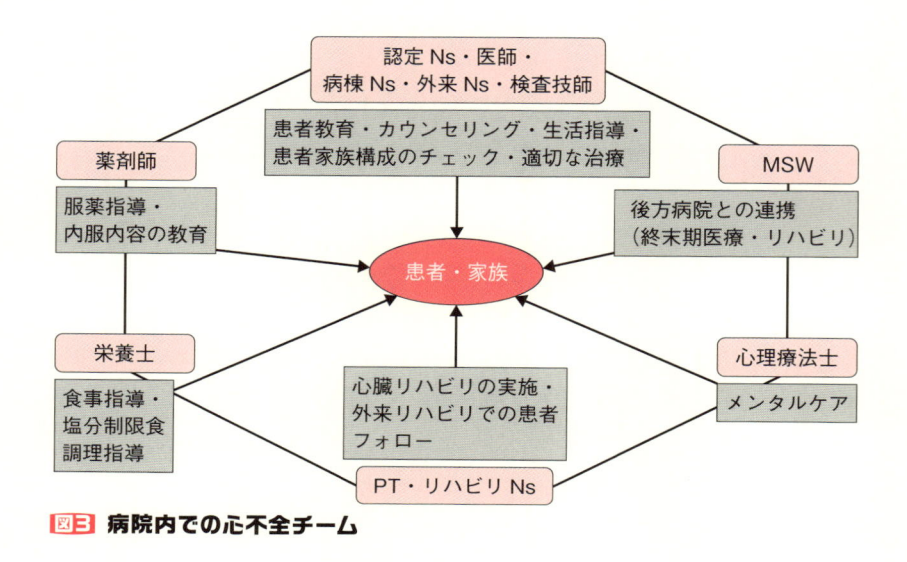

図3 病院内での心不全チーム

図内テキスト:
- 認定 Ns・医師・病棟 Ns・外来 Ns・検査技師
- 患者教育・カウンセリング・生活指導・患者家族構成のチェック・適切な治療
- 薬剤師
- 服薬指導・内服内容の教育
- MSW
- 後方病院との連携（終末期医療・リハビリ）
- 患者・家族
- 栄養士
- 食事指導・塩分制限食調理指導
- 心臓リハビリの実施・外来リハビリでの患者フォロー
- 心理療法士
- メンタルケア
- PT・リハビリ Ns

それぞれの職種の専門性を活かす！

　病院内での心不全チームは、主に看護師、薬剤師、理学療法士、栄養士、MSW、医師などで構成されることが多いです **図3**。あまり在籍している施設は多くはないようですが、心不全患者にはうつ病の合併も多く、心理療法士も加わると心強いと思います。理想的には病院内だけでなく、地域まで心不全チームを広げたいところです。チームには、かかりつけのクリニックの医師や看護師、門前薬局の薬剤師さん、ケアマネジャーの方たちなどが加わることになるかと思います。

　ではチームの中で、メンバーは何をすれば良いのでしょう？ それは、もともと持っているそれぞれのスキルを活かすことに尽きると思います。例えば、看護師さんはもともと患者教育や生活指導のエキスパートであり、何よりも病棟で一番患者さんに接してくれており、その些細な変化に真っ先に気づいてくれる存在です。薬剤師さんは薬のプロであり、栄養士さんは食事のプロ、理学療法士さんは運動のプロ、MSW さんは環境調整のプ

ロです。それぞれが持っている専門性を最大限に活かしたアプローチを行うことが重要であり、一人ですべてをやろうとする必要はありません。チーム医療を行うことの大きな目的の１つは、役割分担をしっかり行い、多面的にアプローチを行うということになります。

多職種カンファレンスの１つの形式をご紹介したいと思います。一人の患者さんにつき、１枚のシート **図4** を作成します。家族背景・社会参加、性格・信念、健康観・自己管理能力、介護保険・サービスの有無、食事管理、内服管理、身体機能・社会参加の維持などの患者背景について、それぞれの職種が聞き取りを行い、それぞれの情報を持ち寄りシートを埋めていきます。そして、それぞれの情報を基にディスカッションを行い、最終的に療養生活を行っていくうえでの課題を多職種でディスカッションし、このシートを完成させます。そしてこのシートをもとに課題に対する解決策を考えていきます。このシートは、いつでもカルテ上で閲覧できるようになっています。

患者教育ってとっても大事！

心不全診療において、患者教育はとても重要な要素の１つです。どんな病気でもそうですが、患者さん自身が自分はどんな病気なのかを知ってい

```
患者氏名：　　年齢：　　　　主治医：　　　　入院日：
主病名：うっ血性心不全　　ステージC　ACP　　共同指導：
□家族背景・社会参加：
□性格・信念：　　　　　　→看護師が中心に聞き取り
□健康観・自己管理能力：
□介護保険・サービス：　→ MSW が中心に聞き取り
退院支援における課題・目標の共有
＜治療方針・目標＞ → 医師が中心となりディスカッション
＜食事管理＞ → 栄養士が中心となりディスカッション
＜内服管理＞ → 薬剤師が中心となりディスカッション
＜身体機能・社会参加の維持＞ → 理学療法士が中心となりディスカッション
＜療養生活上の課題＞ → 皆で持ち寄った情報を共有し、ディスカッション
```

図4 多職種カンファレンスで作成する患者シート

るということはとても大事です。心不全においては、その重要性はさらに高まります。まず、慢性心不全に対するGDMTは、いわゆる「目に見えない治療」になるので、その内服の目的を患者さん自身がちゃんと理解していなければ当然、内服の自己中断につながってしまうわけです。いくら頑張って薬を出しても飲んでもらえなければ何の意味もありません。

そして、心不全は患者さんのセルフケアに依存する部分がかなり大きいことも理由の1つです。例えば塩分制限、これって患者さんにとっては「修行」と言ってもいいくらい大変なことですよね。塩分制限を行う理由をきちんと理解していないとなかなか頑張れませんよね？ 以前、EFが20％程度しかないHFrEFの慢性心不全患者さんが、体に良いと友人から聞いた民間療法を信じてしまい、いろいろな種類の塩を毎日大量に食べて、心不全増悪で緊急入院になったなんてケースもありました。さらに体重を毎日測定することも、その重要性がわかっていないとついついサボってしまいます。急激な体重の増加があったり、下腿浮腫が出現したりと心不全増悪の徴候を患者さんもしくは患者さんの家族が気づき、外来を早めに受診してもらうということが、再入院を減らすためにとても重要な要素の1つであることは間違いありません。

そんな患者教育ですが、「繰り返す」ことが非常に重要です。何かを勉強しようと思ったときに、先生の話を1回聞いただけですべてを理解するのって、よほどの天才じゃない限り無理ですよね？ やっぱり繰り返し、何度も聞くことで人は少しずつ学習していきます。ここで多職種介入の出番です。医師だけが毎日毎日心不全の話をしていても、患者さんは飽きてしまいます。そこで各職種の「専門性」を活かした患者教育を行っていきます。医師は病態について、看護師は生活指導の切り口から、薬剤師は薬という目線から、栄養士は食事からのアプローチ、理学療法士は運動という視点から、それぞれの専門性を活かした切り口で心不全について繰り返し教育を行うことで、患者さんを飽きさせることもなく、その知識を深めてもらえるのではないかと思います。

# 心不全療養指導士に期待すること

　心不全療養指導士とは、日本循環器学会が 2021 年度より開始した資格で、超高齢社会を迎えて心不全患者が急増している現状を踏まえ、心不全の発症・重症化予防のための療養指導に従事する医療専門職に必要な基本的知識および技能など、資質の向上を図ることを目的として創設されたもので、医師以外の専門職が取得できる資格となっています。全国ですでに 8,000 人近くの心不全療養指導士が誕生しており、その存在意義はますます高まっています。心不全療養指導士は、まさに心不全チーム医療のための資格であり、心不全に関する知識を獲得した上に、もともと専門職であることからそれぞれの分野での専門性という武器も持っているという心不全療養指導には欠かせない存在となっています。

　心不全療養指導士の皆さんに期待することは 1 つです。多職種チームをリーダーとして引っ張っていってほしいと思っています。以前から、多職種チームを作るところに関与してきましたが、チームについてずっと主張していることがあります。それは、決して医師はリーダーになってはいけないということです。医師は医局制度などの関係で異動の頻度が多く、リーダーの医師が異動してしまったときに、そのチームの存続が怪しくなるようなチームではダメです。そもそも心不全療養指導の主役は medical staff です。医師は一歩後ろに下がって、メンバーが困ったときにちょっと手助けするぐらいの縁の下の力持ちでよいと思います。近い将来、心不全療養指導士がどんどん増えていって、多職種チームのメンバーが全員心不全療養指導士になる時代が来ると思うと、心不全の未来も明るいなと思います。

💡 Point

- ●それぞれの専門の得意なところを活かしながらチームで心不全をマネジメントしていく！
- ●心不全療養指導士はそのチームを引っ張るリーダー的存在

3 心不全ステージを通した心不全管理〜チームで！地域で！ 心不全を診る！〜

　患者さんは退院後それぞれの生活に帰っていくわけで、入院中だけでなく、その後もシームレスに療養指導は継続していかなければなりません。そのためには、地域まで多職種連携の枠組みを広げる必要があり、チームとしての概念を、かかりつけクリニック、門前薬局、ケアマネジャーまで広げていく必要があり、しっかりと連携する必要があります。

　地域連携のツールとして「心不全手帳」を用いることが多いです。それ以外の取り組みも行われています。特に有名なのが「大阪心不全地域医療連携の会」が発案した「ハートノート®」で、心不全についてのわかりやすい解説だけでなく、患者さん自身が毎日の体重、脈拍、自覚症状に対して点数（心不全ポイント）を付け、自分の病状を評価することで、早期受診や緊急受診などの判断基準とすることができるようなツールとなっており、多くの地域で使用されています（https://oshefhp.wixsite.com/oshef）。このようなツールを用いて情報の視覚化および共有を同時に行うことで、地域連携がより強固なものになると思います。

 ## Early follow-up approach

　最後に、もう1つだけ地域連携における取り組みをご紹介したいと思います。われわれの病院でも、かかりつけ医の先生と共に併診することが多いわけですが、Early follow-up approach とは、退院後2週間以内に自分の外来を受診してもらい、内服の再調整などを行い、落ち着いてから、かかりつけ医の先生にお返しするという取り組みです。退院処方のまま、そ

のままかかりつけ医の先生に丸投げしないというのが目的です。それはなぜでしょう？

どうしても退院してから家に帰ると塩分摂取量が増えたり、仕事があったり、家事をしなければならないことで活動量が増えたりします。なので、退院後すぐの変化は非常に重要で、心不全再入院も退院後1カ月以内などの早期に多いと言われています[22]。入院中との環境が大きく変わるわけで、全員が退院処方そのままで良いわけではありません。人によっては利尿薬を増やす必要があるかもしれませんし、家に帰ると血圧が上がり、RAS阻害薬を増量できるチャンスかもしれません。

第4章でも述べましたが、最近は入院中から退院後早期にGDMTの導入、titrationを行うことが推奨されており[5]、このEarly follow-up approachはその役割も果たすようになってきました。できるだけ短期間にGDMTをtitrationすることにも一役買っています。

実はこのEarly follow-up approachには、薬剤調整以外にも大きな側面があるようです。以前にこのEarly follow-up approachを行うことで、その後の予後も改善する[23]ということを報告しました 図5 。この研究を行っている中で、当初、Early follow-up approachにより予後改善が得られ

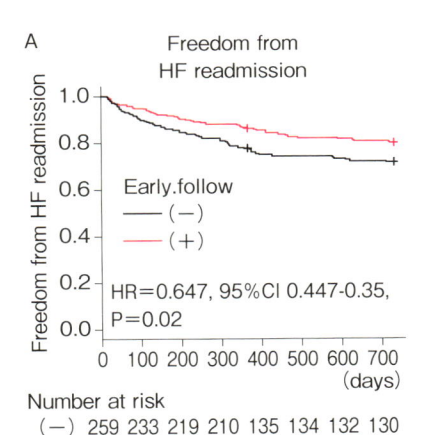
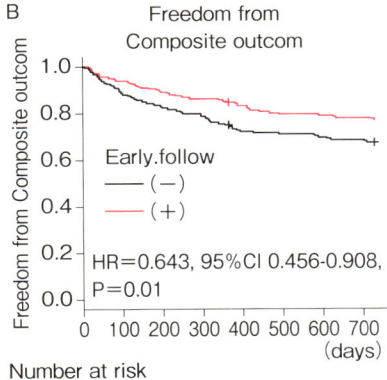

図5 **Early follow-up approach の予後へ与える影響**（文献23より）

た理由は、内服の調整を行ったことが一番寄与しているものだと思っていました。しかし、実際に利尿薬の増減など内服の調整を行った患者さんは全体の37.6％しかおらず、また内服の調整あり／なしで群別化して比較しても、その予後はまったく有意差がありませんでした。つまり、内服の調整ではなく、早期にフォローをしたこと自体が予後に影響していたものと思われます。では、なぜなのでしょうか。ある患者さんが早期フォローの外来に来られたときに博多弁でこう言いました。

「退院してこんなに早く先生に診てもらえるから、みんなに教えてもらったこと守って悪くならんように頑張ったんよね」

この言葉を聞いたときに、なるほど！と思いました。一部の患者さんかもしれませんが、早期フォローをすることで、実は患者さんのセルフケアの意識を向上させている、行動変容を促している可能性もあるのではないかと考えました。内服の調整を行った患者さんが37.6％しかいなかったということも、実はセルフケアができている患者さんが多かったということであり、入院中の患者教育が上手くいっていることの表れであり、多職種チーム医療の効果と言ってもいいかもしれません。入院中の多職種介入は、シームレスに退院後も続いていくということです。あまり学術的な話ではないですが、心不全を診ていくということは、やはり「人と向き合う」ということなんだと改めて考えさせられた次第です。

 ## 心不全の緩和ケア

最後に、心不全の緩和ケアについて少しだけ触れたいと思います。心不全緩和ケアは、治療と共存することが大前提となります。心不全の標準治療は予後改善効果だけではなく、症状緩和にもつながるからです。

心不全緩和ケアの中でも大事なのは、ACP（advance care planning）とSDM（shared decision making）になるかと思います。ACPについて、持論を述べたいと思います。ACPというのは本人の価値観や意向を知り、意思決定を行っていく「プロセス」であるということです。今でも勘違い

している医療従事者（特に医師に多い）がいますが、決して DNAR（Do not attempt resuscitation）を取ることではないということです。ACP を開始するタイミングがよく議論になりますが、ACP がプロセスであることを考えると、心不全を発症したタイミングからすでに ACP は開始するものだと思っています。まず心不全のことを理解しなければ、病みの軌跡はイメージできないと思います。なので、患者教育は ACP の一部であると僕は思っています。その中で患者さんの価値観や意向を知りながら、個々の患者さんごとにその緩和ケアのアセスメントを行うタイミングを多職種で話し合って決めていくということになります。

　現在は、心不全緩和ケアが盛んになってきた半面、ACP という言葉が一人歩きしているようにも見えます。「とにかく心不全で入院した患者には ACP を行わないといけない！」というような固定観念にとらわれているように見えることもあります。ACP はタイミングを間違えてしまうと、毒になってしまうこともあります。初めての心不全の診断で、患者教育を受けてこれから治療を頑張っていこうというタイミングでネガティブな ACP を行うことで、むしろ治療意欲を失くしてしまう患者さんもいたりします。なので、まずは通常の患者教育を行いながら、その中で患者さんのキャラクターを理解しつつ、個別にその緩和ケアのアセスメントのタイミングを多職種で考えていく、これが ACP ということなのではないかと思います。心不全緩和ケアに関しては、しっかりと学ぶには成書もたくさんありますし、心不全緩和ケアトレーニング HFPT（https://hept.main.jp/）がオススメです。

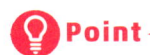 **Point**

● 多職種チームによる介入は、入院から退院後までシームレスに続いていく

引用・参考文献

1) Damman, k. et al. Renal impairment, worsening renal function, and outcome in patients with heart failure : an updated meta-analysis. Eur Heart J. 35 (7), 2014, 455-69.
2) Matsue, Y. et al. Clinical Effectiveness of Tolvaptan in Patients With Acute Heart Failure and Renal Dysfunction. J Card Fail. 22 (6), 2016, 423-32.
3) Pitt, B. et al. Cardiovascular Events with Finerenone in Kidney Disease and Type2 Diabetes. N Engl J Med. 385, 2021, 2252-63.
4) Bakris, GL. et al. Effect of Finerenone on Chronic Kidney Disease Outcomes in Type2 Diabetes. N Engl J Med. 383, 2020, 2219-29.
5) ESC Scientific Document Group. 2023 Focused Update of the 2021 ESC Guidelines for the diagnosis and treatment of acute and chronic heart failure. Eur Heart J. 44 (37), 2023, 3627-39.
6) Riehle, C. et al.Insulin Signaling and Heart Failure. Circ Res. 118 (7), 2016, 1151-69.
7) Cosmi, F. et al. Treatment with insulin is associated with worse outcome in patients with chronic heart failure and diabetes. Eur J Heart Fail. 20 (5), 2018, 888-95.
8) Kosiborod, MN. et al. Semaglutide in Patients with Heart Failure with Preserved Ejection Fraction and Obesity. N Eng J Med. 389 (12), 2023, 1069-84.
9) Bhatt, SP. et al. Chronic obstructive pulmonary disease and cardiovascular disease. Transl Res. 162 (4), 2013, 237-51.
10) Short, PM. et al. Effect of beta blockers in treatment of chronic obstructive pulmonary disease : a retrospective cohort study. BMJ. 342, 2021, d2549.
11) Jabbour, A. et al. Differences between beta-blockers in patients with chronic heart failure and chronic obstructive pulmonary disease : a randomized crossover trial. J Am Coll Cardiol. 55 (17), 2010, 1780-7.
12) Yamauchi, T. et al. Prognostic Impact of Anemia in Patients With Chronic Heart Failure- With Special Reference to Clinical Background : Report From the CHART-2 Study. Circ J. 79 (9), 2015, 1984-93.
13) Anand, IS. et al. Anemia and Iron Deficiency in Heart Failure : Current Concepts and Emerging Therapies. Circulation. 138 (1), 2018, 80-98.
14) Anand, IS. Anemia and chronic heart failure implications and treatment options. J Am Coll Cardiol. 52 (7), 2008, 501-11.
15) Beverborg, NG. et al. Definition of Iron Deficiency Based on the Gold Standard of Bone Marrow Iron Staining in Heart Failure Patients. Circ Heart Fail. 11 (2), 2018, e004519.
16) Lewis, GD. et al. Effect of Oral Iron Repletion on Exercise Capacity in Patients With Heart Failure With Reduced Ejection Fraction and Iron Deficiency : The IRONOUT HF Randomized Clinical Trial. JAMA. 317 (19), 2017, 1958-66.
17) Anker, SD. et al. Ferric carboxymaltose in patients with heart failure and iron deficiency. N Engl J Med. 361 (25), 2009, 2436-48.
18) Ponikowski, P. et al. Beneficial effects of long-term intravenous iron therapy with ferric carboxymaltose in patients with symptomatic heart failure and iron deficiency. Eur Heart J. 36 (11), 2015, 657-68.
19) Ponikowski, P. et al. Ferric carboxymaltose for iron deficiency at discharge after acute heart failure : a multicentre, double-blind, randomised, controlled trial. Lancet. 396 (10266), 2020, 1895-904.
20) Mentz, RJ. et al. Ferric Carboxymaltose in Heart Failure with Iron Deficiency. N Engl J Med. 389 (11), 2023, 975-86.
21) Swedberg, K. et al. Treatment of anemia with darbepoetin alfa in systolic heart failure. N Engl J Med. 368 (13), 2013, 1210-9.
22) Dharmarajan, K. et al. Diagnoses and timing of 30-day readmissions after hospitalization for heart failure, acute myo- cardial infarction, or pneumonia. JAMA. 309 (4), 2013, 355-63.
23) Matsukawa, R. et al. Early follow-up at outpatient care after discharge improves long-term heart failure readmission rate and prognosis. ESC Heart Fail. 8 (4), 2021, 3002-13.

第7章

実際に急性心不全の患者さんを診てみよう！〜入院から退院、外来まで〜

これまでの章で心不全の急性期や慢性期の管理について見てきましたが、最後に、具体的な急性心不全もしくは慢性心不全急性増悪の症例を5例、入院時（超急性期）から退院、そして外来でのフォローまでをどのように考え、どのような治療やケアを行っていくのかを見ていきたいと思います。

75歳女性、突然の呼吸苦で発症した初発の急性心不全

CASE 1

主訴

呼吸苦

現病歴

- 高血圧で近医に通院していたが、血圧コントロールは不十分だった
- 日常生活では特に息切れなどの自覚はなく過ごしていた
- 当日もいつも通り22時頃に就寝していた
- 24時頃、トイレに行った際に突然呼吸が苦しくなり、改善しないため救急要請、緊急搬送

バイタルサイン

血圧：202/122mmHg、PR 122/min、整、SpO_2 85%（O_2 5L）、体温36.7℃

身体所見

眼瞼結膜：貧血なし、眼球結膜：黄染なし

頚静脈怒張：なし

心音：S1 → S2 → S3 + S4 +、心雑音なし

肺音：両肺野全体に湿性ラ音、喘鳴著明

下腿浮腫：なし、末梢冷感：なし

内服薬

アムロジピン 2.5mg 1 ×朝食後

 ## 超急性期の対応

　突然発症の呼吸苦で緊急搬送されたケースになります。これまでに前兆のような症状はありませんでした。では、どのように超急性期の対応を行うか考えていきましょう。

　まず、この症例の特徴を見てみましょう。Nohria-Stevenson 分類では、明らかな湿性ラ音があるためうっ血ありで wet、末梢冷感はないので warm となり、wet & warm となります。そして、収縮期血圧が 202mmHg と高く、クリニカルシナリオでは CS1 ということになります。まずは、硝酸薬のスプレーを用いて後負荷を下げましょう。酸素 5L 投与でも、SpO_2 88％とまだ酸素化の改善がみられず、すぐに NPPV を始めることにしました。NPPV と硝酸薬スプレーにより呼吸状態が落ち着いたら、ニトログリセリンの点滴静注に切り替えます。この間に胸部レントゲン写真のオーダーをしましょう。胸部レントゲンでは心拡大はあまりなく、肺うっ血が著明でした。

　ではこの症例、フロセミドの静注は必要でしょうか？ 身体所見上、頚静脈怒張はなく、下腿浮腫も認めませんので体液貯留はなさそうです。ここで採血と心エコーを行いました **図1**。結果、下大静脈径は 10mm で、呼吸性変動を認めました。むしろ血管内 volume はそこまで多くなさそうです。フロセミドの出番はなさそうです。そして、この時点の心エコーで中隔 / 後壁＝ 12/12mm と左室肥大はあるものの、明らかな弁膜症もなく、収縮能は保たれていました。

<採血所見>
WBC 4,400/μL
Hb 13.5g/dL
Ht 40.5%
Plt 20.3 万 /μL
BNP 428.1pg/mL
AST/ALT 24/18IU/L
BUN/Cr 19.0/0.82mg/dL
Na 142.1mEq/L
K 4.1mEq/L
Cl 102.1mEq/L
CRP 0.22mg/dL
TSH 0.812μIU/mL
fT4 1.12ng/dL
Fe 88μg/dL
フェリチン 152.2ng/mL
TSAT 28%

<胸部レントゲン>
CTR＝50%
両肺野に肺うっ血著明
胸水なし

<心電図>
洞性頻脈(HR＝122bpm)
正常軸
ST-T 変化なし

<心エコー所見(at ER)>
Visual EF＝62%
壁運動異常なし
左室 / 左房拡大なし
Ar（－）、Mr（－）、Tr（－）
IVC＝12mm、呼吸性変動あり

図1 CASE 1の検査所見

　これらの所見を総合すると、今回の症例はHFpEF（おそらく高血圧性心臓病）を背景とした一過性の血圧上昇による volume central shift を増悪契機とした CS1 の急性心不全と診断できました。

症例サマリー

・NYHA 4、CS 1、warm & wet、BNP 428.1pg/mL

・HFpEF（EF = 62%）、高血圧性心臓病

・体液貯留なし、volume central shift による肺水腫（fast pathway）

・心不全増悪契機：血圧上昇

・併存症：慢性腎臓病なし、貧血なし、甲状腺機能正常

 ## 急性期の管理

　NPPVで酸素化も安定し、第2病日の胸部レントゲン写真では肺うっ血はほぼ改善していました。NPPVは離脱できそうです。内服薬としては、SGLT2阻害薬を開始します。では、血圧に関してはどうでしょう。ニトログリセリン高用量で、血圧は120～130/60～70mmHg程度で安定しています。早期離床のためにも、内服に切り替えていきましょう。まずはもともと内服していたアムロジピン2.5mgにサクビトリルバルサルタン200mgを追加します。第3病日にはニトログリセリンをoffにできました。

 ## 退院に向けて

　退院に向けてリハビリアップを行いながら、GDMTの調整を行います。初期からSGLT2阻害薬、ARNIは開始しています。高血圧が背景にあるHFpEFですので、可能であればMRAも追加したいところです。第4病日よりエプレレノン50mgを追加したところ、血圧は90～110/50～70mmHg程度まで下がりました。時折、収縮期血圧が100mmHgを切るようなときもあったので、もともと内服していたアムロジピンを中止としています。心不全に対するRAS阻害薬を導入して血圧が下がりすぎる場合は、まず必要のない降圧薬や利尿薬を飲んでいないかを確認し、余分なCa拮抗薬などから中止することが重要です。Ca拮抗薬中止後は、血圧は100～120/60～70mmHgと安定しました。

　では多職種での介入は、どのように行えばよいでしょうか。心不全に関する患者教育を行います。この症例での管理のポイントは、やはり血圧になります。普段から血圧コントロールが悪かったことが、心不全発症の原因となっています。では、なぜ血圧コントロールが悪かったのか。降圧薬が不十分であったこともそうですが、塩分摂取はどうだったのでしょうか。そこで普段の食事に関して聞き取りを行うと、やはり塩分摂取がかなり多

かったことがわかりました。塩分制限に関してしっかりと指導を行い、栄養指導も受けてもらいました。さらに心不全手帳の記入も同時に開始し、家庭血圧の測定が重要であることを改めてしっかりと指導しました。その後、リハビリも順調に進み、第7病日には自宅へ退院とすることができました 図2。最終的な退院処方は次のようになりました。

退院時処方

サクビトリルバルサルタン 200mg 1 ×朝食後
エプレレノン 50mg 1 ×朝食後
ダパグリフロジン 10mg 1 ×朝食後

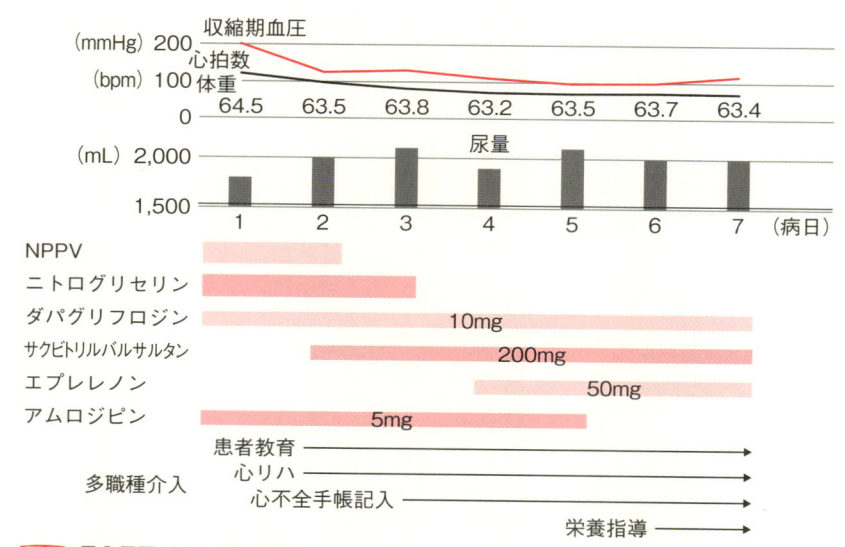

図2 CASE 1の入院経過

外来フォロー

　退院から10日後に外来を受診してもらいました。そこで心不全手帳を確認すると、血圧は家に帰ってからも入院中と変わらず安定しており、内服の追加などは必要ありませんでした。今回の心不全入院のように、今後の心不全増悪契機としては、一過性の血圧上昇に関して最も注意が必要です。ですので、普段の厳格な血圧コントロールがとても重要であることを改めて本人へも伝えるとともに、かかりつけ医の先生にもしっかりと情報共有を行いました。自分の外来は半年後にフォローの予定とし、かかりつけ医の先生へフォローを依頼しています。

症例のPoint

- 体液貯留を伴わない volume central shift による急性心不全に対して、利尿薬を使わず血管拡張薬と NPPV での急性期管理
- 内服コンプライアンスを意識した降圧薬の選択

58歳男性、徐々に症状の増悪を認めた初発の急性心不全

CASE 2

主訴

呼吸困難、下腿浮腫

現病歴

- これまでに心疾患の既往はなく、通院歴もなし
- 2カ月ほど前に、3時間ほど続く強い胸痛を自覚したものの、その後症状は軽快したため特に受診などせず様子を見ていた
- 1カ月ほど前から下腿浮腫を自覚、出かけた際に軽い息切れも認めるようになっていた
- 3日前より徐々に息切れが増悪するようになっていた
- 当日、夜間就寝中に強い呼吸苦が出現したため、救急要請、緊急搬送

バイタルサイン

血圧：128/72mmHg、PR 134/min、整、SpO_2 89%（room air）、体温 36.5℃

身体所見

眼瞼結膜：貧血なし、眼球結膜：黄染なし

頚静脈怒張：あり

心音：S1 → S2 → S3 ＋ S4 ＋、心雑音なし

肺音：両肺野全体に湿性ラ音、喘鳴あり

下腿浮腫：両下腿に pitting edema（＋＋）、末梢冷感：なし

内服薬

なし

 超急性期の対応

　徐々に心不全症状が増悪してきたケースになります。では、CASE 1 と同様にまず、この症例の特徴を見ていきましょう。Nohria-Stevenson 分類ではうっ血ありで wet、末梢冷感はないので warm となり、wet & warm となります。そして、収縮期血圧は 128mmHg であり、クリニカルシナリオでは CS2 ということになります。まずは酸素投与を行ったところ、O_2 5L で SpO_2 は 97％程度まで上がりました。胸部レントゲンを見ると心拡大があり、肺うっ血を認めます。下腿浮腫も認めており、この時点でフロセミド 20mg を静注します。

　次に、心電図では洞調律、前胸部誘導で R 波の増高不良および陰性 T 波を認めました。さらに心エコーを行うと、前壁中隔領域の壁運動低下を認めており、EF も 38％と低下していました。下大静脈径は 22mm で、呼吸性変動の低下を認めました **図3**。この時点で急性冠症候群（ACS：acute coronary syndrome）の可能性も考えますが、Troponin T や CK（クレアチニンキナーゼ）の上昇はなく **図3**、ACS は否定的でした。ここまでの情報をまとめると、おそらく 2 カ月前に発症した心筋梗塞によって心機能が低下したことで、徐々に心不全症状が増悪していき、いよいよ入院が必要な状況になってしまった初発の HFrEF のケースであることが推察されます。急性心不全の治療をしっかりと行ったうえで安定した状況になれば、冠動脈評価のためにカテーテル検査を行うといったプランでいきたいと思います。

<**採血所見**>
WBC 5,200/μL
Hb 14.5g/dL
Ht 32.5%
Plt 28.5万/μL
BNP 1281.2pg/mL
AST/ALT 24/18IU/L
BUN/Cr 21.0/1.21mg/dL
Na 138.2mEq/L
K 4.4mEq/L
Cl 101.2mEq/L
CRP 0.42mg/dL
CK/CK-MB 78/12IU/L
Troponin T 0.007ng/mL
TSH 0.957μIU/mL
fT4 1.24ng/dL
Fe 92μg/dL
フェリチン 178.2ng/mL
TSAT 30%

<**胸部レントゲン**>
CTR＝58%
両肺野に肺うっ血著明
両側胸水あり

<**心電図**>
洞性頻脈（HR＝134bpm）
正常軸
Poor R progression in V2-4
Negative T in V2-6

<**心エコー所見（at ER）**>
Visual EF＝35%
前壁中隔〜前壁:severe hypokinesis
左室拡大、左房拡大あり
Ar（−）、Mr moderate
IVC＝22mm、呼吸性変動低下

図3 CASE 2 の検査所見

症例サマリー

- NYHA 4、CS 1、warm & wet、BNP 1,281.2pg/mL
- HFrEF（EF = 35%）、虚血性心筋症（陳旧性心筋梗塞）疑い
- 体液貯留あり、slow pathway
- 心不全増悪契機：心筋梗塞による心機能低下
- 慢性腎臓病あり、貧血なし、甲状腺機能正常

急性期の管理

　フロセミド 20mg の静注で、2,000mL 程度の尿量を確保でき、酸素化も改善してきました。HFrEF 症例ですので、しっかりと GDMT 導入をしていきたいと思います。SGLT2 阻害薬は初日から開始します。ARNI も

同時に始めたいところですが、採血を見ると少し腎機能の低下があります。翌日の採血を見て、腎機能のさらなる増悪がないことを確認してから、ARNI の開始は検討したいと思います。第2病日、腎機能はむしろ改善傾向であり、血清カリウム値も 4.2mEq/L と問題ありませんでしたので、ARNI を 100mg/ 日と少量から開始、スピロノラクトンを 25mg から開始しました。第3病日には、うっ血はほぼ改善しており、β遮断薬としてビソプロロールを少量（0.625mg）から開始しました。さらに陳旧性心筋梗塞を疑う症例であり、LdL-C も 150mg/dL と高く、ストロングスタチンの導入を行っています。

　その後、リハビリを進め、病状が安定した第6病日にカテーテル検査を行いました。冠動脈造影だけでなく、右心カテーテル検査を同時に行いました 図4 。右心カテーテル検査の結果を見ると、RA 5mmHg、PCWP 11mmHg とうっ血コントロールはすでに問題なく、体液量は適正であることがわかりました。この時点での体重が適正体重であり、前後に心エコーをフォローしておくと、今後外来などでエコーを行っていくうえで参考にしやすくなります。この結果から、自信をもってβ遮断薬を増量できる

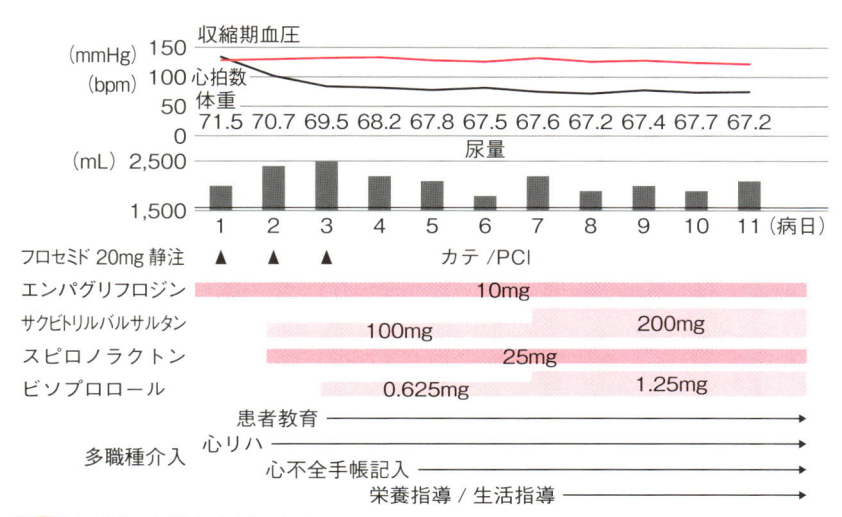

図4 CASE 2 の入院経過

かと思います。また、体血管抵抗指数（SVRI：systemic vascular resistance index）は 2,200dynes * sec/cm^5/M^2 と正常範囲ではありますが高めであり、ARNI の増量も行ったほうが良いことが判断できます。冠動脈造影を行うと、左前下行枝 Seg 6 に 99％狭窄を認め、1 枝病変でありました。同部位が陳旧性心筋梗塞の責任病変と考えられました。心エコーでは、まだ壁厚も保たれており、viability は保たれているものと判断、ad hoc に PCI を行いました。

退院に向けて

　その後、リハビリアップを行いながら、ARNI を 200mg/ 日まで増量、ビソプロロールは 1.25mg まで増量を行った時点で、血圧も 120/70mmHg 前後、PR も 70〜80/min 程度であり、GDMT の増量は外来で行う方針とし、第 11 病日に退院としています。この期間に多職種での介入としては、心不全に関する患者教育とともに陳旧性心筋梗塞症例であり、脂質の管理も含め生活習慣の改善がより重要になりますので、食事指導や運動療法についてしっかりと指導を行いました。

退院時処方

サクビトリルバルサルタン 200mg 2 ×朝夕食後

ビソプロロール 1.25mg 1 ×朝食後

スピロノラクトン 25mg 1 ×朝食後

エンパグリフロジン 10mg 1 ×朝食後

ロスバスタチン 10mg 1 ×朝食後

エゼチミブ 10mg 1 ×朝食後

バイアスピリン 100mg 1 ×朝食後

プラスグレル 3.75mg 1 ×朝食後

 **外来フォロー**

　退院から7日後に外来を受診してもらいました。血圧は家に帰ってから入院中に比べると、収縮期血圧が140mmHg台まで上がっており、サクビトリルバルサルタンを400mgに増量しました。また、まだ仕事をしている年代であり、内服コンプライアンスを考え、サクビトリルバルサルタンも1×朝食後に変更し、すべての薬剤を朝食後にまとめました。心不全所見もありませんでしたので、ビソプロロールを2.5mgに増量し、さらにclose followを行いながらGDMTの増量を行っていく予定としています。

💡 症例のPoint

- 陳旧性心筋梗塞を基礎疾患としたslow pathwayによる心不全増悪をきたした急性心不全
- 入院中にHFrEFに対するGDMTをすべて導入
- 心不全が落ち着いた段階で血行再建を施行

82 歳男性、これまでに何度も心不全入院を繰り返している慢性心不全急性増悪

CASE 3

主訴

呼吸困難

現病歴

・これまでに 3 回、心不全での入院歴のある拡張型心筋症を基礎疾患とした HFrEF（EF = 25%）の症例で、自院の外来フォロー中であった

・正月の帰省で、1 週間ほど子どもや孫など親戚が自宅に帰ってきていた

・その後、体重増加や下腿浮腫が出現し始め、徐々に労作時の息切れや倦怠感も認めるようになってきた

・2 日前より夜間起坐呼吸も出現するようになり、倦怠感もさらに増悪してきた

・安静時にも呼吸苦が増悪し始め、いよいよ体動困難となり、救急要請、緊急搬送

バイタルサイン

血圧：92/70mmHg、PR 94/min、整、SpO_2 84%（room air）、
体温 36.7℃

身体所見

眼瞼結膜：貧血なし、眼球結膜：黄染なし
頚静脈怒張：軽度

心音：S1 → S2 → S3 + S4 +、心雑音なし

肺音：両肺野全体に湿性ラ音

下腿浮腫：あり、末梢冷感：著明

内服薬

サクビトリルバルサルタン 100mg/ 日

ビソプロロール 1.25mg/ 日

スピロノラクトン 25mg/ 日

アゾセミド 60mg/ 日

トルバプタン 3.75mg

 ## 超急性期の対応

　これまでに再入院を繰り返している慢性心不全急性増悪（HFrEF）の
ケースになります。では、これまでの症例と同様に、どのように超急性期
の対応を行うか考えていきましょう。

　まず、この症例の特徴を見ていきましょう。Nohria-Stevenson 分類で
は、明らかな湿性ラ音があるためうっ血ありで wet、末梢冷感はあるので
cold となり、wet & cold となります。そして、収縮期血圧が 92mmHg と
低く、クリニカルシナリオでは CS3 ということになります。うっ血があ
るとともに末梢冷感も著明で、LOS があることがわかります。倦怠感も
LOS からの症状と考えて良いと思います。この時点で、かなり重症であ
ることがわかるかと思います。状況によっては一気に急変するリスクもあ
ることを念頭に置きながら、初療にあたる必要があります。すぐに採血と
同時に血液ガスを取ります **図5**。酸素化も悪く、CO_2 も高く、呼吸性ア
シドーシスになっているのがわかると思います。さらに乳酸値も上昇して
おり、やはり LOS があるのがよくわかります。このまま低酸素血症が遷
延し、アシドーシスが進むと、一気に血行動態が破綻しかねません。

<採血所見>	<胸部レントゲン>	<心エコー所見(at ER)>
WBC 5,800/μL Hb 12.5g/dL Ht 31.2% Plt 32.5万/μL BNP 2832.1pg/mL AST/ALT 102/78IU/L BUN/Cr 28.2/1.82mg/dL Na 131.3mEq/L K 3.9mEq/L Cl 104.2mEq/L CRP 0.42mg/dL TSH 0.923μIU/mL fT4 1.32ng/dL Fe 122μg/dL フェリチン 202.1ng/mL TSAT 32%	CTR＝60% 両肺野に肺うっ血著明 両側胸水あり <心電図> 洞調律（HR＝94bpm） 正常軸 右脚ブロック	Visual EF＝15% 全周性に壁運動低下 左室拡大、左房拡大あり Ar(−)、Mr moderate、TR moderate TR-PG＝52mmHg IVC＝24mm、呼吸性変動低下

図5 CASE 3 の検査所見

　まず、NPPV を開始したうえで、LOS に対してドブタミン（DOB）3γを開始します。さらに、うっ血解除のためにフロセミド 20mg を静注します。MCS が必要になる可能性も頭に置いておかなければなりません。一方、心エコーでは EF は 15% 程度しかなく、かなり心機能が落ちていることがわかります。また、採血でも通常時よりも腎機能低下（Cr = 1.82mg/dL）が見られ、肝酵素も軽度上昇しており、腎うっ血、うっ血肝、さらには LOS による臓器低灌流の合併も疑われます 図5。

症例サマリー

・NYHA 4、CS 3、wet & cold、BNP 2,832.1pg/mL

・HFrEF（EF = 15%）、拡張型心筋症

・体液貯留あり、slow pathway

・心不全増悪契機：塩分摂取過剰

・慢性腎臓病あり、貧血なし、甲状腺機能正常

急性期の管理

　フロセミドは 40mg/ 日の持続点滴静注に切り替え、さらに SGLT2 阻害薬も始めましたが、第 1 病日の尿量は 1,200mL/ 日程度とまだまだであり、まだ NPPV は外せそうにない状況です。第 2 病日も引き続き、フロセミド持続点滴静注、DOB 3γ、NPPV は継続です。採血では Cr 1.82mg/dL → 1.63mg/dL、AST/ALT 102/72 IU/L → 64/38 IU/L と腎機能、肝機能は少し改善していました。第 2 病日の尿量は 2,000mL/ 日程度とだいぶ増えてきていましたが、まだ NPPV は外せなさそうです。第 3 病日の採血を見ると、肝機能はさらに改善傾向となっていましたが、腎機能が BUN/Cr 20.1/1.63mg/dL → 19.2/1.85mg/dL と上昇していました。

　この検査所見をどう考えるかは非常に重要です。「血管内脱水になっているからフロセミドを中止する？」と考えてしまいそうですが、この段階で状況をしっかり判断しないと適切な治療を見誤ってしまいます。ここは大事なポイントです。腎機能が悪くなったときに、血管内脱水による腎血流の低下による腎機能増悪をまず考えてしまいますが、本当にそうでしょうか。第 3 病日の時点で、まだ下腿浮腫は残存、肺うっ血もまだ残っています。明らかにうっ血は残っている状況です。BUN の上昇もありません。エコーでも血管内脱水はやはり否定的です。この状況で考えないといけないのは、むしろ腎うっ血による腎機能増悪です。なので、ここでの正しい判断は利尿薬の中止ではなく、継続もしくは強化です。利尿薬による治療を行っているときに腎機能が増悪すると、すぐに水を引きすぎて、脱水にしてしまったと思いがちですが、身体所見や検査所見を総合的に判断することが大事です。入院時のうっ血がある状態での Cr 値は CKD があり、もともと Cr はそこそこ悪いはずなのに、うっ血のために Cr 値がむしろ低く見えているだけということもよくあります。判断に迷う場合は、ここで右心カテーテル検査を行っても良いかもしれません。

　結果、フロセミドに加え、トルバプタンを加えることで尿量も 3,000mL/

日確保することができ、第 4 病日には NPPV から離脱することができました。採血でも、腎機能は Cr 1.41mg/dL と改善傾向を認めました。腎うっ血が改善してきたものと考えます。

 退院に向けて

NPPV も離脱できましたので、リハビリ運動強度を上げていきましょう。そして GDMT の調整を行っていく必要があります。この時点での血圧は 92/63mmHg 程度、心拍数は 80bpm 程度でした。うっ血もほぼ取れた状態であり、β遮断薬は増量を検討したいところです。このようなケースでは、ドブタミン投与中にβ遮断薬の増量を行うようにしています。ドブタミン 3γ の状態で、ビソプロロールを 1.25mg → 1.875mg に増量します。この時点でバイタルや自覚症状の増悪がなければ、3 日後にビソプロロールを 1.875mg → 2.5mg まで増量し、ドブタミンを 3γ から 2.5γ まで減量しました。この時点で血圧は 95/62mmHg、心拍数は 68bpm 程度でしたので、2〜3 日に 0.5γ 程度ずつドブタミンを減量していきたいと思います。減量していくうえで、LOS の症状として倦怠感の増悪や食欲低下などがないか、腎機能の増悪がないかなどを確認しながら、ドブタミンは慎重に減量していくことが必要です。幸い、本症例では LOS 症状の増悪なく、ドブタミンを漸減でき、第 16 病日にはドブタミンを中止することができました。

このドブタミンの漸減には時間がかかりますが、むしろその期間は多職種介入をしっかりと行えるチャンスにもなります。これまで再入院を繰り返している重症心不全症例になりますが、これまでの増悪契機はいずれも塩分摂取過剰によるものでした。今回も同様です。これまでも患者教育は行ってきているのですが、改めて心不全療養指導士を中心として、栄養指導も含めた心不全教育を再度しっかりと行うこととしました。

これまではあまり心不全手帳の記載もできていなかったということもあり、しっかりと入院中からの心不全手帳の記載を始めること、セルフケア

の重要性についても学んでもらうこととしています。また、ACP についても、今回の入院中にしっかりと行うようにしました。

　退院後は自宅に戻るわけですが、どれだけ塩分制限を指導しても、完全な入院での塩分制限食の 6g という量を遵守することはほとんどの患者さんで無理なことが多いです。なので、ドブタミンが off になってから、入院中の食事を塩分制限食から常食（常食といっても塩分は 9g 程度です）に戻しました。この状態で数日様子を見ながら、GDMT および利尿薬の量をもう一度見直します。今回 SGLT2 阻害薬が追加になったこともあり、ループ利尿薬であるアゾセミドは 60mg から 30mg に減量することができ、最終的に下記のような退院処方となりました。退院前の心エコーでは、EF も 15％から 30％程度まで回復を認め、血圧も 90/60mmHg 台、心拍数も 60bpm 台後半から 70bpm 台前半と安定した状態であり、第 21 病日に自宅への退院となりました **図6**。

退院時処方

サクビトリルバルサルタン 100mg/ 日

エンパグリフロジン 10mg/ 日

ビソプロロール 25mg/ 日

スピロノラクトン 25mg/ 日

アゾセミド 30mg/ 日

トルバプタン 3.75mg

 ## 外来フォロー

　退院から 10 日後に外来を受診してもらいました。血圧は家に帰ってからも 90/60mmHg 台でありますが、起立性低血圧などの症状はなさそうであり、倦怠感も入院前と比べるとほぼなくなったようです。塩分制限に

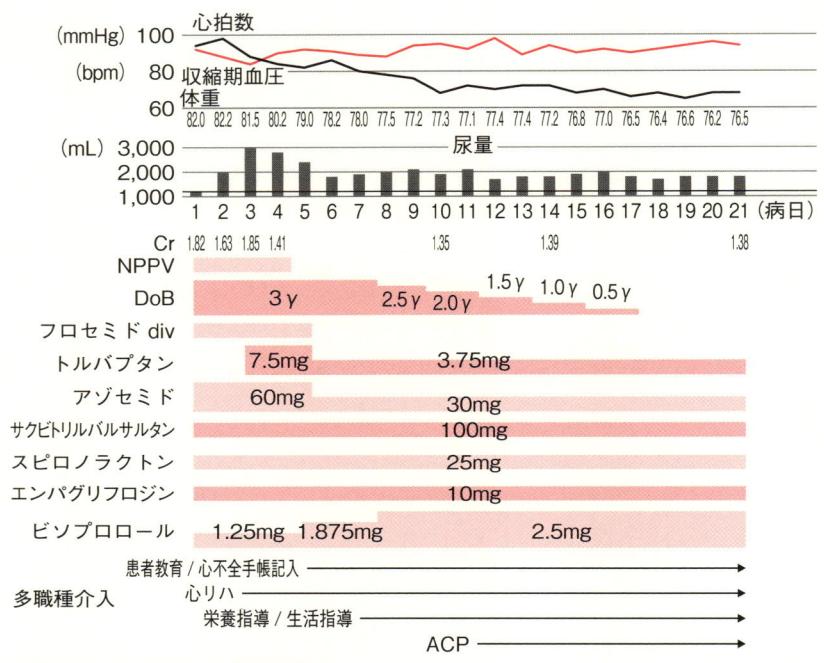

図6 CASE 3 の入院後経過

関しては、以前にも増して守れるようになったようであり、退院時の体重をほぼ維持できていました。引き続き外来でフォローしながら、可能であればサクビトリルバルサルタンやビソプロロールの増量を行っていこうと思います。

💡 症例のPoint

- ● 再入院を繰り返す重症 HFrEF 症例（frequent flyer）
- ● DOB サポート下でのうっ血解除
- ● さらなる患者教育の強化

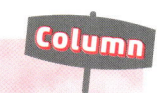

心不全のサマリーに必要な情報

　心不全の入院サマリーはとても重要です。

・心不全の etiology は？

・心不全の増悪契機は？

・HFrEF なのか HFpEF、HFmrEF なのか？

・バイタルや BNP はどれくらいで退院したのか？

　これらの情報がしっかりと一目でわかれば、その後の外来フォローもしやすくなります。

　そこでオススメなのが、入院後経過の欄に上記の情報を網羅した **図7** のようなテンプレートを入れておくと良いです。これを見れば基礎疾患、心不全の増悪契機、入院時および退院時の体重、バイタル、NYHA、BNP、EF がわかります。退院時の体重は、今後の外来での目標体重になりますし、定常状態での BNP がどれくらいなのか、また HFrEF であれば退院時に EF がどこまで回復したのかもわかります。今後の外来で

＜心不全に関する情報＞

基礎疾患：　　　　　　　　　、増悪契機：

入院時：体重　kg、BP　/　mmHg、PR　/min、NYHA　°、BNP　pg/mL、EF＝　%

退院時：体重　kg、BP　/　mmHg、PR　/min、NYHA　°、BNP　pg/mL、EF＝　%

＜HFrEF/HFmrEF に対する GDMT チェックシート＞

□ACE 阻害薬 /ARN（導入済み / 今回導入 / 導入できず）

□ARNI（導入済み / 今回導入 / 導入できず）

□β遮断薬（導入済み / 今回導入 / 導入できず）

□MRA（導入済み / 今回導入 / 導入できず）

□SGLT2 阻害薬（導入済み / 今回導入 / 導入できず）

＜GDMT を導入できなかった理由＞

□ACE 阻害薬 /ARB（低血圧、腎機能増悪、その他：自由記載　　　）

□ARNI（低血圧、腎機能増悪、その他：自由記載　　　）

□β遮断薬（低血圧、徐脈、その他：自由記載　　　）

□MRA（腎機能増悪、その他：自由記載　　　）

□SGLT2 阻害薬（腎機能増悪、ケトアシドーシスのため、その他：自由記載　　　）

図7 心不全のサマリーに必要な情報

の管理に必要な情報が一目でわかるようになります。

　また、GDMT に関する情報もしっかりと記載する必要があります。GDMT チェックシートとして、テンプレートで入れておくと便利です。それぞれの薬剤はすでに導入されていたのか、今回の入院で新たに導入したのか、もしくは導入できなかったのかが一目でわかるようになります。そして、「導入できなかった」にチェックを入れた薬剤に関しては、その理由もちゃんと残すようにします。

　第 4 章でも述べましたが、すべての患者さんに GDMT をすべて導入できるわけではありません。なので、その導入できなかった理由を残すことは非常に重要です。これまで何回も心不全入院を繰り返している HFrEF の患者さんなのに、なぜか MRA が入っていない、でもサマリーを見ても何も理由が書いてないなんてことないでしょうか？

　具体的な例で考えてみたいと思います。例えば、EF = 32％の HFrEF の患者さんが 5 年ぶりに心不全で再入院してきました。主治医も新しい主治医に交代しています。EF が 30％しかない HFrEF の症例なのですが、なぜかβ遮断薬が導入されていません。5 年前の入院サマリーを確認しましたが、なぜβ遮断薬が導入されていないのかを見つけることはできず、その後の外来でもβ遮断薬は導入されないままになっていました。新しい主治医は「理由は書いてないけど、よほどの理由があったのだろう。だったら今回も導入するのは止めておこう」と考えてしまいました。これは一種の clinical inertia です。

　しかし、5 年前の入院サマリーにβ遮断薬が導入できなかった理由に関して、「高度徐脈のため」とはっきり書かれていたとします。すると、「なるほど、徐脈ではβ遮断薬の導入ができなかったのは仕方ないな」「あれ、でもこの患者さん、心不全での再入院は 5 年ぶりだけど、3 年前に洞不全症候群でペースメーカーの植え込みがされているじゃないか」「だったら徐脈の心配はしなくていいじゃないか。血圧も余裕があるし、今回ちゃんとβ遮断薬の導入にトライしてみよう」

　と新しい主治医は思ってくれました。

　導入できなかった理由は、その患者さんの経過において変化することもあるわけです。例えば、入院中に血圧が低くどうしても ARNI が導入できなかった症例が、外来に来てみると血圧も上がっていて ARNI が導入

できたなんてケースもあります。GDMT チェックシートを使うことで、なんとなく、そのまま do 処方を続けるのではなく、GDMT の見直しをちゃんと行うことにもつながり、clinical inertia を回避することにつながります。サマリーは自分のメモではなく、後の人に残す重要な医療情報であり、公文書です。そのことをしっかりと心がけて心不全のサマリーを書きましょう。

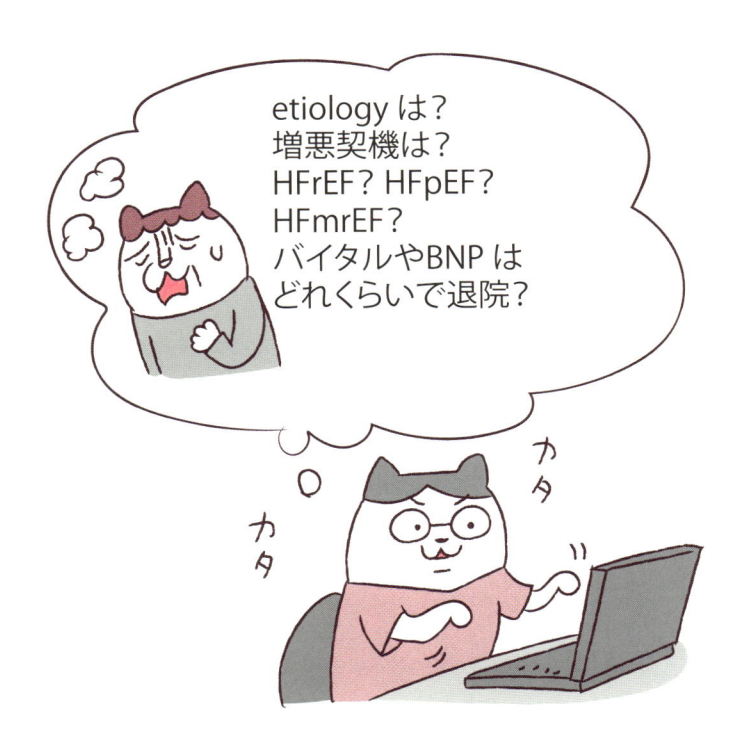

92歳女性、重症大動脈弁狭窄症を基礎疾患とした慢性心不全急性増悪

CASE 4

主訴

呼吸困難

現病歴

- 自宅で長男夫婦と同居しており、日常生活はほぼ自立
- 10年前に詳細は不明だが心不全での入院歴あり
- その後は開業医の先生のところへ通院していたが、特に心不全の増悪はなく経過していた
- 2週間前くらいから徐々に労作時の息切れがひどくなり、かかりつけ医を受診
- SpO_2 92%と酸素化の低下も認め、慢性心不全急性増悪を疑われ、循環器内科外来へ紹介
- 下腿浮腫も著明で、胸部レントゲン写真でも心拡大および肺うっ血、両側胸水を認め、心エコーでは重症の大動脈弁狭窄症を認めた
- 採血でもBNP 382.5pg/mLと高く、大動脈弁狭窄症を基礎疾患とした慢性心不全急性増悪と診断、酸素化低下もあることより、そのまま緊急入院となった **図8**

バイタルサイン

血圧：128/72mmHg、PR 92/min、整、SpO_2 82%（room air）、体温 35.7℃

眼瞼結膜：貧血なし、眼球結膜：黄染なし

頚静脈怒張：軽度

心音：S1 → S2 → S3 − S4 −、収縮期駆出性雑音あり

肺音：両肺野に湿性ラ音

下腿浮腫：あり、末梢冷感：なし

内服薬

アゾセミド 30mg/ 日

アムロジピン 2.5mg

超急性期の対応

　重症大動脈弁狭窄症を基礎疾患とした慢性心不全急性増悪（HFpEF）のケースになります。これまでの症例と比べると、酸素化低下はあるものの、外来まで歩いて来られており、少し重症感は下がりますが、基礎疾患の大動脈弁狭窄症はかなり重症です。

　これまでと同様、最初にこの症例の特徴を見ていきましょう。Nohria-Stevenson 分類では、下腿浮腫も認めておりうっ血ありで wet、末梢冷感はなく warm となり、wet & warm となります。そして、収縮期血圧は128mmHg であり、クリニカルシナリオでは CS2 ということになります。酸素は 2L 投与で 98％程度まで改善を認めており、あまり LOS 症状もはっきりしないことより治療ターゲットとしては、まずはうっ血解除をメインに考えれば良さそうです。

＜採血所見＞
WBC 3,700/μL
Hb 12.2g/dL
Ht 29.3%
Plt 21.7万/μL
BNP 382.5pg/mL
AST/ALT 21/17IU/L
BUN/Cr 22.3/1.31mg/dL
Na 138.2mEq/L
K 4.1mEq/L
Cl 101.3mEq/L
CRP 0.29mg/dL
TSH 0.945μIU/mL
fT4 1.22ng/dL
Fe 132μg/dL
フェリチン 198.5ng/mL
TSAT 29%

＜胸部レントゲン＞
CTR＝54%
両肺野に肺うっ血
両側胸水あり

＜心電図＞
洞調律(HR＝92bpm)
正常軸
陰性T波 in V5-6

＜心エコー所見(at ER)＞
Visual EF＝68%
壁運動異常なし
左室肥大(中隔/後壁＝13/13mm)
Ar（－）、Mr mild、Tr（－）
大動脈弁
弁口面積＝0.6cm^2
流速 5.1m/s
平均圧較差 59mmHg
IVC＝21mm、呼吸性変動低下

図8 CASE 4 の検査所見

症例サマリー

・NYHA 3、CS 2、warm & wet、BNP 382.5pg/mL

・HFpEF（EF ＝ 68%）、重症大動脈弁狭窄症

・体液貯留あり、slow pathway

・心不全増悪契機：不明

・慢性腎臓病あり、貧血なし、甲状腺機能正常

 ## 急性期の管理

　フロセミド10mgの静注およびSGLT2阻害薬の内服を開始しました。高齢女性であり、SGLT2阻害薬は尿路感染症や性器感染症のリスクを考えないといけませんが、高齢ではあるものの生活もほぼ自立できており、いわゆる「寝たきり、オムツをはいている」わけではなく、SGLT2阻害

薬を使用することとしました。また、アムロジピンは中止し、サクビトリルバルサルタン 100mg に変更しています。

このような超高齢の症例に GDMT なんているの？ と思われた方もいるかもしれません。確かに GDMT 導入の最大の目的は予後の改善であるので、超高齢者の場合、QOL 維持を重視した治療戦略に切り替えることは当然考えなければいけません。しかし、GDMT の中でも、ARNI や SGLT2 阻害薬は予後だけではなく、自覚症状の改善を中心とした QOL の改善効果の報告もあります[1, 2]。だから超高齢であるからといって GDMT はムダだという固定観念は捨てないといけません。

フロセミド静注は第 3 病日で終了、内服アゾセミドに切り替え、第 4 病日には、ほぼうっ血も胸水も消失しました。

 ## 退院に向けて

超高齢者において問題となるのは、入院することによる筋力の低下や認知機能の悪化などです。ですので、重要になってくるのはリハビリです。本症例でも早期からリハビリの介入を開始し、できるだけ筋力低下がないように心がけました。心不全症状は改善しましたが、重症大動脈弁狭窄症に関しては根本的な解決はできていません。年齢を考えると、介入するのであれば TAVI を行うことになります。

ここで多職種による ACP を行うこととしました。これまでの人生観や今後どう生活していきたいかなどについて、ご本人およびご家族の意見をしっかりと聞いたうえで、病状についての説明、今後考えられる転帰や治療方法として TAVI という選択肢があることなどをしっかりと説明を行いました。その場で決定するのではなく、しっかりとご家族とも話し合ってもらったうえで、最終的に、ご本人およびご家族から TAVI などは行わず、残りの人生を楽しく過ごしたいとの意思を確認することができました。そこで、ご本人の意思を尊重し、できるだけ薬物治療だけで経過をみていくこと、さらに病状悪化をきたしたときには緩和ケアを行っていく方

針としました。

　また、最期を迎える場所としては自宅を希望されたため、MSW を介して訪問診療を導入することとし、自宅での退院としました。また、栄養指導に関してはどうでしょうか。まず、自宅での食事内容をしっかりと聴取します。そして、あえて塩分制限は行わないようにしています。超高齢者になると、そもそもの食事摂取量が多くないことが多いです。その場合、塩分摂取量も当然多くないわけです。そんな中で塩分制限を行ってしまうと、食欲がなくなり、さらに食事摂取量が減ってしまい、フレイルを助長しかねません。心不全だからといって紋切り型に塩分制限だけを指導すれば良いわけではなく、総合的な判断が必要になります。このような場合も一番重要なのは、やはり多職種介入になります。

退院処方

サクビトリルバルサルタン 100mg 2 ×朝夕食後
ダパグリフロジン 10mg 1 ×朝食後
アゾセミド 30mg 1 ×朝食後

 ## 外来フォロー

　退院後 2 週間で外来受診をしてもらいました。幸い、体重増加はなく、退院時処方を継続としました。訪問診療の先生と連携しながら、半年に 1 回のフォローを継続としています。

💡 症例のPoint

- ●超高齢の severe AS を基礎疾患とした急性心不全
- ●本人、家族の希望で TAVI などの介入を行わず、保存的加療の方針
- ●入院中にしっかりとした ACP を行うことで、今後の方針も明確にできた

5 73歳男性、虚血性心筋症を背景とした心原性ショックを伴う急性心不全

CASE 5

主訴

呼吸苦

現病歴

・6カ月前、急性心筋梗塞（STEMI）で緊急入院、左前下行枝に対してPCIが行われた
・PCI後もLVEF＝25％と著明な左室機能低下を認めていた
・内服導入およびリハビリはしっかりと行うことができ、心不全増悪もなく、2週間程度で退院、以後は外来でフォローしていた
・STEMIの際の冠動脈造影で右冠動脈は低形成、左回旋枝も慢性完全閉塞性病変（CTO）、高位側壁枝も90％程度の狭窄があり、外来でのGDMTのtitrationをしっかりと行った後に、左回旋枝のCTOおよび高位側壁枝に対しても、慢性期にPCIを行う予定としていた
・外来では心不全増悪所見もなく、安定して経過していた
・STEMI発症から6カ月後、安静時の突然の胸痛と呼吸苦を認め、救急要請、緊急搬送
・搬送時、意識レベルはJCSⅢ-300、SpO2 70％と低酸素血症を認め、BP 58/44mmHg、PR 118/minと心原性ショックを呈していた

バイタルサイン

血圧：58/44mmHg、PR 118/min、整、SpO2 72％（O2 10L）、体温36.8℃

眼瞼結膜：貧血なし、眼球結膜：黄染なし

頚静脈怒張：なし

心音：S1 → S2 → S3 + S4 +、心雑音なし

肺音：両肺野全体に湿性ラ音、喘鳴著明

下腿浮腫：あり、末梢冷感：著明

内服薬

サクビトリルバルサルタン 400mg 2 ×朝夕食後

ビソプロロール 5mg 1 ×朝食後

スピロノラクトン 25mg 1 ×朝食後

エンパグリフロジン 10mg 1 ×朝食後

アゾセミド 15mg 1 ×朝食後

トルバプタン 3.75mg 1 ×朝食後

バイアスピリン 100mg 1 ×朝食後

エフィエント 3.75mg 1 ×朝食後

ピタバスタチン 4mg 1 ×朝食後

エゼチミブ 10mg 1 ×朝食後

超急性期の対応

　突然発症の呼吸苦、胸痛から心原性ショックを伴う急性心不全で緊急搬送されたケースになります。心原性ショックを伴う急性心不全であり、wet & cold、CS3 です。意識レベル低下、低酸素血症および心原性ショックを呈しており、超重症症例であることは間違いありません。迷わずに気管挿管を行い、MCS を行うため、すぐにカテーテル室へ移動しましょう。IABP をすぐに開始しましたが、心原性ショックから離脱できず、V-A ECMO も開始しました。

<採血所見>
WBC 12,200/μL
Hb 18.3g/dL
Ht 58.3%
Plt 22.4万/μL
BNP 3471.7pg/mL
AST/ALT 166/115IU/L
BUN/Cr 25.7/1.56mg/dL
Na 143.1mEq/L
K 5.30mEq/L
Cl 106.8mEq/L
CRP 0.39mg/dL

<胸部レントゲン>
CTR＝53%
両肺野に肺うっ血著明
両側胸水あり

<心エコー所見（at ER）>
Visual EF＝12%
びまん性壁運動低下
前壁〜心尖部は一部菲薄化
Ar（−）、Mr mild、Tr（−）
IVC＝26mm、呼吸性変動低下

<心電図>
洞調律（HR＝112bpm）
左軸偏位
左脚ブロック

図9 CASE 5 の検査所見

　この状況で冠動脈造影を行ったところ、以前治療した左前下行枝のステント留置部に再狭窄などはありませんでしたが、左回旋枝Seg13のCTOに加え、灌流域の大きな高位側壁枝も完全閉塞していました。救急外来で行った簡易の心エコーではvisual EF＝12%程度であり **図9**、回旋枝領域の虚血を改善しないと血行動態を立ち上げることができないと判断、IABP/PCPSサポート下であることもあり、真夜中でしたが、そのまま左回旋枝のCTO、高位側壁枝の完全閉塞性病変に対してPCIを行い、何とか両枝とも血行再建することに成功しました。そのままICUに帰室しています。

症例サマリー

・NYHA 4、CS 3、warm & cold、BNP 3,471.7pg/mL
・HFrEF（EF＝12%）、虚血性心筋症（陳旧性心筋梗塞）
・体液貯留あり
・心不全増悪契機：虚血の増悪？
・慢性腎臓病あり、貧血なし、甲状腺機能正常

# 急性期の管理

　外来で慢性心不全に対する GDMT を full titration してきたのですが、完全に血行動態が破綻したこの状況では、いったん GDMT に関しては完全にリセットです。これは致し方ありません。また、0 からしっかりと再導入するしかありません。超低心機能症例であり、DOB を 5γ で開始、血行動態維持に努めます。平均血圧も 65mmHg を維持するために DOA を併用します。

　このような挿管管理、MCS サポートが必要な超重症症例の管理において、血行動態を維持するためのカテコラミンの調節やうっ血を解除するための利尿薬の使用、体外限外濾過の使用などは当然ですが、見逃してはいけないポイントが 1 つあります。それは、「カリウムは高めに管理する」です。血清カリウム値の管理目標値は 4.5～5.5mEq/L です。全身状態が悪く、虚血も関与しているような重症心不全症例において、カリウムが低めになると容易に致死性不整脈を合併しやすくなってしまいます。そして、急性心不全の治療を行うということは、ループ利尿薬などの使用により、カリウムを下げる方向に向かうことが多くなります。もし、VF storm にしてしまうと、その後の対応はものすごく難渋します。ですから、「カリウムはできるだけ高めに管理する（4.5～5.5mEq/L）」というのが循環器救急を診るうえではとても重要になります。

　経過は良く、第 3 病日に V-A ECMO からは離脱することができ、サクビトリルバルサルタンを 100mg、エンパグリフロジン 10mg、スピロノラクトン 25mg を経管投与で開始、うっ血のコントロールも順調で、第 5 病日には抜管、第 6 病日には IABP を終了することができました。同日に DOA も終了することができています。DOB は漸減を行い、第 17 病日に off としています。

　第 11 病日、そろそろ β 遮断薬の再導入を行いたいところでしたが、まだ HR が 100bpm 以上の頻脈傾向が続いており、サクビトリルバルサルタ

ンの導入もあり、sBP も 100mmHg 前後という状況でした。心不全はある程度改善傾向にあり、感染もないのに、まだ頻脈傾向が続いている状況をどう判断すれば良いでしょうか。DOB によるサポートがあるにもかかわらず、まだ心拍数で心拍出量を稼がないといけない状況、しかし頻脈による拡張時間の短縮による一回拍出量の減少、といった LOS による悪循環に陥っている可能性を考えました。この状況で β 遮断薬を再開すると、一回拍出量をさらに下げてしまうことで LOS を増悪させてしまう可能性があります。そこで心拍数のみを下げ、一回拍出量を増加させるためにイバブラジン 5mg を導入することにしました。そうすると HR は 90bpm 前後まで低下、血圧も 110〜120mmHg まで上昇を認め、この状況でビソプロロールを 0.625mg より再開としています。その後、DOB を漸減していくとともに、ゆっくりとビソプロロールを 1.25mg まで増量、サクビトリルバルサルタンも 300mg まで、スピロノラクトンも 50mg まで増量することができました 図10。

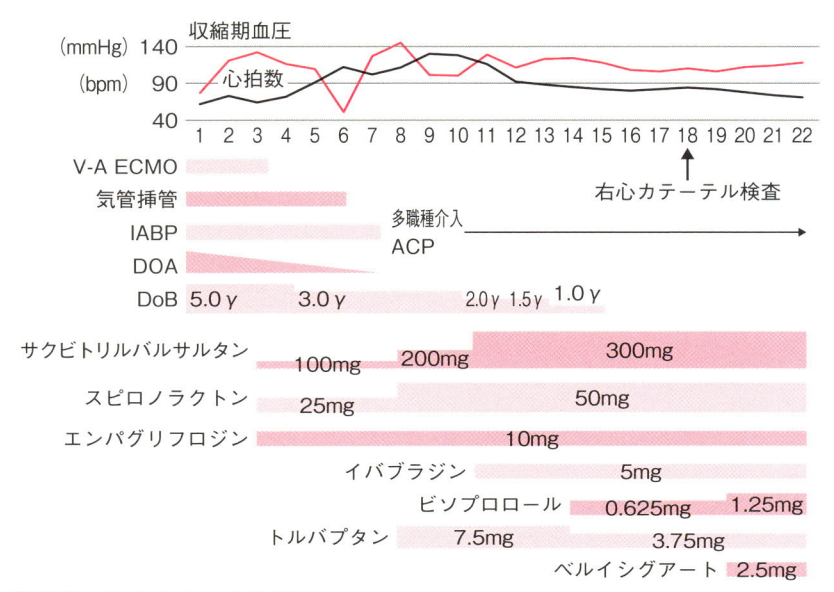

図10 CASE 5 の入院経過

 # 退院に向けて

　退院に向けて、現在の GDMT や利尿薬の内服の内容が適切なのか、退院前に右心カテーテル検査を行っています。右房圧（RAP）2mmHg、肺動脈楔入圧（PCWP）8mmHg、心係数（CI）1.99L/min/m^2 と Forrester Ⅲ群相当でした。うっ血の管理としては十分と言えます。体血管抵抗指数は SVRI 3,611dynes*sec/cm^5/M^2 と高い状況でした。この時点で収縮期血圧は 100〜110mmHg 程度であり、今回は入院前までに導入していなかったベルイシグアート 2.5mg を導入、外来でサクビトリルバルサルタンは増量することとしました。

　また、入院時の心電図では左脚ブロックで wide QRS を呈しており、心室再同期療法（CRT）を行うことを検討していました。しかし、入院経過中に心電図のフォローをしていくと、心不全軽快に伴い心室内伝導障害も改善していったのか、徐々に QRS 幅は narrow になっていったため、今回 CRT の導入は見送り、外来で経過を見ていく中で、再度 wide QRS になってきたときは CRT の導入を検討する方針としました。

　今回、V-A ECMO まで必要な near CPA の状況まで陥った超低心機能の症例であり、入院中に心不全教育を行いながら ACP を行いました。この ACP の目的は、現時点で DNAR かどうかを決めるのではなく、現在のご自身の病状について、さらに今後も心不全再増悪するリスクがかなり高いことなどをしっかりと理解してもらうことを第一の目的としました。さらに、家での生活でもかなりの塩分摂取過剰があったことより、今後日常生活における塩分制限を含めた生活指導もしっかりと行い、そのような現状を踏まえて今後の人生について家族でしっかりと時間を取って話しておいてほしいといった内容での ACP を行い、第 22 病日、自宅へ退院としました。

退院時処方

サクビトリルバルサルタン 300mg 2 ×朝夕食後

ビソプロロール 1.25mg 1 ×朝食後

スピロノラクトン 50mg 1 ×朝食後

エンパグリフロジン 10mg 1 ×朝食後

イバブラジン 5mg 2 ×朝夕食後

ベルイシグアート 2.5mg 1 ×朝食後

トルバプタン 3.75mg 1 ×朝食後

バイアスピリン 100mg 1 ×朝食後

エフィエント 3.75mg 1 ×朝食後

ピタバスタチン 4mg 1 ×朝食後

エゼチミブ 10mg 1 ×朝食後

 ## 外来フォロー

　退院 10 日後に早期フォローしています。心不全増悪はなく、血圧も保たれており、サクビトリルバルサルタンは 400mg に増量、2 週間後に再フォローし、ベルイシグアートを 5mg に増量しています。その後は心電図もフォローしていますが、QRS は narrow のままで、CRT の導入は行っていません。ある外来で、これまでの至適体重より 2kg 増えていました。しかし、心不全再増悪の所見はなく、むしろ今までより運動量がすごく増えたとのことで、骨格筋量が増えたことによる体重増加と考え、至適体重を再設定しています。今も元気に外来に来られています。

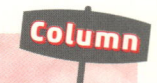

外来での至適体重について

　入院中にしっかりとうっ血が取れて安定した状態での体重、つまり退院時の体重が至適体重、その患者さんの目標体重になります。その体重から 2 週間程度で 2～3kg 増加するようであれば、心不全増悪を疑うことになります。なので、患者さんにもしっかりと目標体重を伝えて、心不全手帳に体重の記載をしてもらいながら、セルフケアを行ってもらわなければなりません。

　しかし、この至適体重は常に同じで、いったん設定したら終わりでいいのでしょうか。

　退院してから半年ほど経過した心不全患者さんが外来を受診した際に、体重が 1 カ月前の外来受診時より 2kg 増えていました。すぐに心不全増悪を疑ったのですが、どう見ても患者さんは調子が良さそうであり、浮腫もなく、息切れの症状もまったくありません。胸部レントゲン写真も以前よりもむしろ心胸郭比は小さくなっています。BNP も正常範囲内まで下がっていました。これは心不全が増悪したのではなく、心不全が非常に安定した結果、食事量も増え、運動もしっかりとできるようになり、骨格筋量が増えたことによる体重増加と考えられます。なので、この時点で至適体重を以前より＋2kg で再設定する必要があります。このように外来で経過を見ていく中で、常に至適体重は変わる可能性があることを知っておいてください。

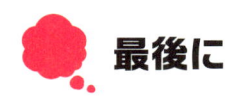 **最後に**

心不全の全体像に関してエビデンスと自分の経験を基に、tips をちりば
めながら解説してきました。さらに最終章では、実臨床でよく遭遇するよ
うな症例を具体的に入院直後から退院まで、どのように管理していけばい
いのかを見てもらいました。いかがだったでしょうか？　もちろんここで
紹介した介入方法が全部正解というわけではありませんが、急性期から慢
性期、どのように心不全の病態を捉え、治療法を選択しているのか、どの
ように多職種で介入していけばいいのかをご紹介できたのではないかと思
います。この本を読み終わり、「もう心不全ってムズカシくない！」と思
えるようになり、心不全に興味を持ってくれる人が少しでも増えてくれた
らうれしいです。この本が、皆さんのこれからの心不全診療に少しでもお
役に立てることができればうれしい限りです。

引用・参考文献
1）　Alvin Chandra et al. Effects of Sacubitril/Valsartan on Physical and Social Activity Limitations in Patients With Heart Failure: A Secondary Analysis of the PARADIGM-HF Trial. JAMA Cardiol. 3 (6), 2018, 498-505.
2）　Michael E Nassif et al. Dapagliflozin Effects on Biomarkers, Symptoms, and Functional Status in Patients With Heart Failure With Reduced Ejection Fraction: The DEFINE-HF Trial. Circulation. 140 (18), 2019, 1463-76.

索引

著者紹介

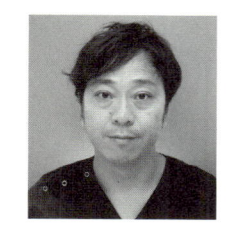

松川 龍一（まつかわ・りゅういち）

福岡赤十字病院 循環器内科 副部長

2004 年九州大学医学部卒業。九州大学循環器内科入局。下関中央病院、九州大学附属病院、麻生飯塚病院、済生会福岡総合病院を経て、2015 年より福岡赤十字病院循環器内科。

九州大学大学院循環器内科学修了（医学博士）
日本循環器学会　専門医
日本内科学会認定内科医・総合内科専門医・指導医
日本心血管インターベンション治療学会　認定医・専門医
日本心不全学会（代議員）
日本心臓病学会（FJCC）
日本循環器協会（評議員）

ねころんで読める心不全
—症例を通して病態を理解できる／最前線の実践知を知る

2024年10月10日発行　第1版第1刷

著　者	松川 龍一
発行者	長谷川 翔
発行所	株式会社メディカ出版
	〒532-8588
	大阪市淀川区宮原3-4-30
	ニッセイ新大阪ビル16F
	https://www.medica.co.jp/
編集担当	鈴木陽子
編集協力	佐藤麻江子
装　　幀	市川 竜
組　　版	株式会社明昌堂
イラスト	藤井昌子
印刷・製本	日経印刷株式会社

ISBN978-4-8404-8532-6　　　Printed and bound in Japan

当社出版物に関する各種お問い合わせ先（受付時間：平日9：00〜17：00）
●編集内容については、編集局 06-6398-5048
●ご注文・不良品（乱丁・落丁）については、お客様センター 0120-276-115